Paul Boos

Paule ist nicht mehr ganz dicht

Paul Boos

Paule ist nicht mehr ganz dicht

Erlebnisse und Erfahrungen mit
Inkontinenz nach einer Prostataoperation

Bibliografische Information der Deutschen Nationalbibliothek
Die Deutsche Nationalbibliothek verzeichnet diese Publikation in der Deutschen Nationalbibliografie; detaillierte bibliografische Daten sind im Internet über http://dnb.d-nb.de abrufbar.

Paul Boos
Paule ist nicht mehr ganz dicht
Erlebnisse und Erfahrungen mit Inkontinenz nach einer Prostataoperation

Berlin: Pro BUSINESS 2010

ISBN 978-3-86805-602-0

1. Auflage 2010

Produktion und Herstellung: Pro BUSINESS GmbH
Gedruckt auf alterungsbeständigem Papier
Printed in Germany
www.book-on-demand.de

Illustrationen/Karikaturen: Ernst Helmstreit

Inhalt

Vorwort

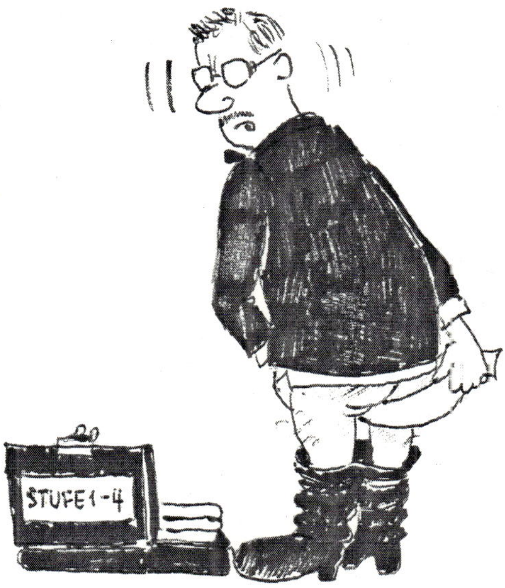

„Anfangs wollt ich fast verzagen
Und ich glaubt ich trüg es nie!
Und ich hab es doch ertragen
Aber fragt mich nur nicht - wie?“
Heinrich Heine

Ein Vorwort wird meist überflogen, dabei gibt es tiefe Einblicke in das Seelenleben des Verfassers. Inkontinenz, unkontrollierter Harnverlust, ist für einen kultivierten Menschen unwürdig, frustrierend und beschämend. Hierin unterscheidet sich diese Krankheit von allen anderen.

Das Buch ist ein Tabubruch, denn ich schreibe ganz offen über meine Probleme mit Inkontinenz und Impotenz nach meiner Prostatektomie. Ein Arzt kann zwar behandeln und operieren, doch ich kann aus dem Blickwinkel eines Betroffenen berichten, zumal ich mit diesen Auswirkungen seit vielen Jahren selbst konfrontiert bin. Es wäre empfehlenswert, wenn Mediziner, besonders aber Urologen, die Probleme aus der Sicht der Patienten, ihrer Kunden, einmal eingehend betrachten würden. Das vorliegende Buch ist dabei nicht nur als Erlebnisbericht eines Leidtragenden zu sehen, es soll vor allem informieren – nicht nur Männer, auch Frauen leiden mit.

Jeder Mann kann Prostataprobleme bekommen, ohne Rücksicht auf Bildung und Stand, ob groß oder klein, sportlich fit oder träge, ob wohlhabend oder arm. Vor allem ab etwa 50 Jahren ist die Gefährdung besonders groß. Regelmäßige Kontrollen zur Früherkennung helfen zwar, schützen aber nicht vor Prostatakrebs. Wenn der Arzt nach der Untersuchung sagt: „Sie haben ein Prostatakarzinom!", fällt man in ein tiefes Loch und denkt, die Welt geht unter. Jeder Betroffene steht dann vor der Situation, sich entscheiden zu müssen, was er unternehmen soll. Bedenken Sie aber unbedingt, was Sie auch tun, manche Maßnahmen sind nicht mehr rückgängig zu machen. Hier wird oft nicht zu Ende gedacht.

Bei Prostataproblemen gibt es in Fachkreisen konträre Positionen, zu denen sich der Mann seine eigene Meinung bilden muss. Unwissenheit birgt Unsicherheit, deshalb möchte ich den Leser aufrütteln, über dieses Thema offen zu reden.

Nach einer Prostatektomie steht Man(n) meistens erst einmal im Regen und ganz alleine da, denn eine Aufklärung über das Drumherum findet nur selten statt – und wenn, dann unzureichend. Das beginnt mit mangelnden Hinweisen über die schlimmen Nachwirkungen dieser schweren Operation und endet beim Fehlen einer psychologischen Betreuung des Mannes, denn nach der Operation findet eine Veränderung im Leben statt.

Ich möchte klarstellen, dass ich grundsätzlich nicht gegen eine Prostatektomie oder andere Behandlungen bei Krebsbefall der Prostata bin, aber ich rate jedem Mann, sich Zeit zu lassen, denn der Prostatakrebs ist nicht mit einem Herzinfarkt oder einem Unfall zu vergleichen, wo jede Minute zählt. Der harte Alltag mit Inkontinenz ist schlimmer, als man es sich vorstellen kann, Hilfe von außen ist nur bedingt zu erwarten, als Tipp hier eine Lebensweisheit:

„Wer nach einer hilfreichen Hand Ausschau halten will, findet sie am besten am Ende des eigenen Armes."

In meinem Buch schildere ich auch, was ich alles gegen die Inkontinenz unternommen habe: Von Physiotherapie über Traditionelle chinesische Medizin (TCM) und Universitätsklinik bis zur Gesundbeterin habe ich fast alles versucht, denn man klammert sich hier an jeden Strohhalm.
Ich möchte alle Männer ermuntern, welche nach einer Prostataoperation Probleme mit Inkontinenz, Impotenz oder andere Beschwerden haben, ihre Hemmungen über Bord zu werfen und sich zu diesen Krankheiten zu bekennen. Sie werden sehen, es lebt sich dann leichter damit. Gleichzeitig gebe ich, aufgrund eigener Erlebnisse und Erfahrungen sowie unzähliger Gespräche mit vielen Betroffenen, Männern Tipps, damit sie sich mit dem sensiblen Thema Prostatakrebs kritisch auseinandersetzen und darüber informieren.

Paul Boos, Winter 2009/2010

Kapitel 1

Warum ich das Buch schreibe

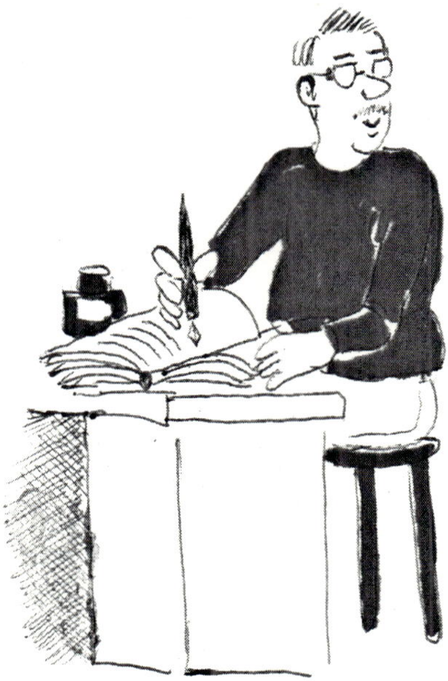

„Niemals anfangen aufzuhören,
niemals aufhören anzufangen!“

Jeder Mann soll das Buch verstehen

Zunächst wusste ich nicht, was ich mir mit dem Schreiben dieses Buches angetan hatte, und wollte mehrmals das Handtuch werfen. Viele Betroffene, aber auch Nichtbetroffene, haben mich jedoch immer wieder ermutigt weiterzumachen. Ich bin ein absoluter Laie auf medizinischem Gebiet und schreibe so, wie es ein Betroffener empfindet. Sie finden daher nur laienhafte Darstellungen, die aber jeder Mann verstehen wird.
Als ich fünfzig war, wusste ich nur ungenau, was die Prostata überhaupt ist, machte wie so viele andere darüber Witze, zum Beispiel beim Trinkspruch „Prostata-ta!“, und jetzt hab ich keine mehr. So schnell kann das gehen.
Hand aufs Herz: Wissen Sie genau, welche Funktion die Prostata überhaupt hat? Ich erzähle meine Erlebnisse, damit Männer bei Prostataproblemen nicht völlig unvorbereitet ins offene OP-Messer rennen. Die Nachwirkungen Inkontinenz und Impotenz können grausam sein, denn sie stellen das gesamte Leben auf den Kopf!
Wenn ich bei Diskussionen im Rundfunk oder Fernsehen immer wieder höre, dass die Inkontinenzrate bei ein bis drei Prozent liegen soll und die Potenz erhalten bleibt, kann ich über diese (wissentlich?) falschen Zahlen nur

lachen und den Kopf schütteln. Ärzte wollen ihre Kunden verständlicherweise nicht ängstigen oder vergraulen! Wenn es einen Chirurgen gäbe, der ohne Nebenwirkungen operieren könnte, hätte er schon längst den Nobelpreis erhalten! Ich lade jedermann gern zu einem Treffen mit den Männern meiner Kontinenz-Selbsthilfegruppe ein!

Gesamtverlust an Urin

Während ich diese Zeilen schreibe, habe ich seit der Prostatektomie vor circa sechs Jahren weit über 1.200 (in Worten: eintausendzweihundert!) Liter Urin unkontrolliert verloren. Das sind zwölf Hektoliter! Diese Zahl muss man sich einmal auf der Zunge zergehen lassen, nein, lieber nicht, aber bedenken Sie, diese Menge lief mir einfach so in die Hose.
Vor der Operation war bei mir alles in Ordnung, ich hatte keine Probleme im urologischen Bereich. Ich trank genügend Flüssigkeit am Tage. Mein Harnstrahl war fest und nach dem Urinieren war kein „Nach-tröpfeln“. Ich konnte unbeschwert wandern, mehrmals in der Woche joggen und war „unten“ vollkommen dicht.
Nach der Prostatektomie hat sich durch die Inkontinenz mit einem Schlag mein gesamtes Leben verändert. Ich bin nicht mehr so ausgeglichen und fröhlich wie früher und kann manchmal ganz schön bissig sein. Harmlose Situati-

onen im täglichen Leben werden jetzt zum Problem. Ein Nichtbetroffener kann kaum nachvollziehen, wie hoch der Leidensdruck ist. Wenn man nicht mehr Herr über seinen Schließmuskel ist, wird das tägliche Leben oft zu einem Fiasko und man fragt sich: War diese Operation überhaupt notwendig? Ständig tickt es dazu noch im Hinterkopf, und der kleine Teufel fragt immer wieder: „Hast du dich vorschnell operieren lassen?“

In den Fachzeitschriften Journal of the National Cancer Institute und Deutsches Ärzteblatt vom 19. März und 2. September 2009 ist nachzulesen, dass viele Prostatektomien unnötig waren (siehe Kapitel 2 „Früherkennung“).

Seit der Operation habe ich große Probleme und kann das Wasser nicht mehr halten. Technisch gesehen ist es wie folgt: Ein wichtiger Baustein, die Prostata, wurde aus dem Körper entfernt. Zusätzlich wurden umliegende Bausteine, Nerven und/oder Muskeln, in Mitleidenschaft gezogen und funktionieren nicht mehr richtig. Dadurch ist das gesamte „Wasserleitungssystem“ beschädigt. Ein Installateur kann eine Wasserleitung reparieren, aber was kann ein Arzt in diesem Fall unternehmen? Eine erneute OP, doch niemand kann mir eine Verbesserung garantieren. Zudem habe ich, so wie es üblich ist, schriftlich zugestimmt, dass ich keinen Anspruch auf Gewährleistung habe. Also lasse ich die Finger davon. Vorläufig kommt eine weitere Selbstverstümmelung für mich nicht mehr infrage.

Probleme im Tagesverlauf

Am Morgen ist die Welt im unteren Bereich im Prinzip noch in Ordnung. Im Verlaufe des Tages wird die Tröpfelei immer mehr, besonders nachmittags und abends, sodass am Tag oft über ein Dreiviertelliter Urin unkontrolliert in die Vorlage läuft, manchmal auch mehr. Mit dieser Situation habe ich mich arrangiert, aber nicht abgefunden. Deshalb schildere ich eine Reihe von persönlichen Erlebnissen, um aufzuzeigen, wie schwierig die Situation ist.

Der unkontrollierte Urinausfluss passiert manchmal in Situationen, die man sich bildlich vorstellen muss, um sie zu verstehen. Beim Einkauf oder einem Gespräch – unerwartet kommt ein Urinschub, gerade wenn es etwas länger dauert als geplant. Manchmal ist es zum Lachen, aber man könnte daran verzweifeln. Es kommt schon einmal vor, dass ich eine volle Vorlage wütend in die Ecke werfe, aber ich habe auch heimlich manche Tränen der Verzweiflung vergossen. Ich gehe zudem nicht mehr so unbeschwert aus wie früher, muss genau überlegen, wie lange ich unterwegs sein werde.

Wenn ich Magenzwicken habe und einem „Winddrang" nachgebe, geht mit dem Wind auch gleichzeitig ein kräftiger Schuss Urin in die Hose. Geschieht mir ja recht, so was macht man nicht, das war zu Luthers Zeiten und am Hofe von Ludwig XIV. üblich.

Mit Physiotherapeut(inn)en rede ich ganz offen über die Erlebnisse und schildere sie auch anschaulich, aber ohne Übertreibung. Manchmal werden sie dann nachdenklich. Eine Physiotherapeutin sagte einmal: „So schlimm habe ich es mir nicht vorgestellt.“ Das war eine ehrliche Erklärung von einer Fachfrau.

Nun ist die radikale Prostatektomie einige Jahre her und ich sollte mich eigentlich an die Inkontinenz gewöhnt haben, aber ich werde oft von nassen Hosen daran erinnert. Ich wage nicht daran zu denken, was später sein könnte, wenn ich auf fremde Hilfe angewiesen bin.

Mögliche Ursachen für meine Inkontinenz

Bei der Prostatektomie sind sicher mehrere Bausteine geschädigt worden. Man müsste herausfinden, welcher defekt ist. Sind Nerven oder ein Muskel verletzt?

Ich bin immer noch auf der Suche nach dem Grund:

- Ist die Verwachsung der Bauchdecke nach der Leistenbruch-OP die Ursache?
- Die narbige Verziehung an der Harnröhre?
- Die längliche Form meiner Blase ?
- Wurde der Schließmuskel beschädigt?
- Ist der Schließmuskel zu schwach?
- Ist die Beckenbodenmuskulatur zu schwach oder verspannt?

Ich glaube, dass auch dieses Problem von den Ärzten unterschätzt oder ignoriert wird: Fünf Jahre vor der Prostatektomie hatte ich einen Leistenbruch, welcher endoskopisch operiert wurde. Ich erkläre dies in Kurzfassung: Bei der Operation wird ein etwa handtellergroßes Kunststoffnetz eingesetzt und an der Bauchdecke befestigt. Es verwächst mit dem Gewebe und verschließt das Loch. Bei mir war das gesamte Gewebe, in dem die Prostata, der Bruch und die Nervenstränge liegen, verwachsen. Dies erschwerte die Operation erheblich. Die Problematik des endoskopisch operierten Leistenbruchs ist natürlich bekannt. Dies nicht in die Überlegungen zu den Ursachen meiner Inkontinenz mit einzubeziehen ist meines Erachtens ein „Schmalspurdenken" nach dem Motto: „Leistenbruch ist eine andere Berufssparte!"

Tipp: Ich rate daher, sich genau zu überlegen, ob Man(n) sich mit dieser modernen Technik operieren lassen sollte. Der Vorteil dieser Technik ist, dass man relativ schnell wieder fit ist und Sport treiben kann. Eine Inkontinenz ist durch eine Verwachsung des Netzes mit der Prostata schon vorprogrammiert, es wird aber leider nicht darauf hingewiesen.

Vor der Prostatektomie hätte man mich auf die große Gefahr einer Inkontinenz hinweisen müssen, aber ganz im

Gegenteil, diese wurde im Vorgespräch harmlos dargestellt, eine Inkontinenz eigentlich ausgeschlossen.
Erst einige Tage nach der Operation sagte mir einer der Chirurgen: „Die OP war sehr schwierig, weil das Netz der Bruchoperation stark verwachsen war."
Ein Jahr später ließ ich in einer Universitätsklinik (dort wurde ich nicht operiert!) eine urodynamische Blasenmessung durchführen. Hier stellte man fest, dass an der Harnröhre, wo diese mit der Blase vernäht worden ist, eine narbige Verziehung entstanden war. Zudem sah ich auf dem Bildschirm, dass meine Blase im Gegensatz zu einer normalen Blase sehr lang und sehr groß ist, sie fasst über einen Liter. Normal sind etwa 0,5 bis 0,7 und höchstens 1 Liter Volumen. Ob diese beiden Faktoren für die Inkontinenz eine Bedeutung haben, vermag ich natürlich nicht zu sagen. Bisher hat noch niemand von fachlicher Seite hierzu eine klare Stellung bezogen. Womit man sieht, das Thema Inkontinenz ist noch weitgehend unerforscht, hier fischt man noch im Trüben.

Kapitel 2

Früherkennung und ihre Folgen

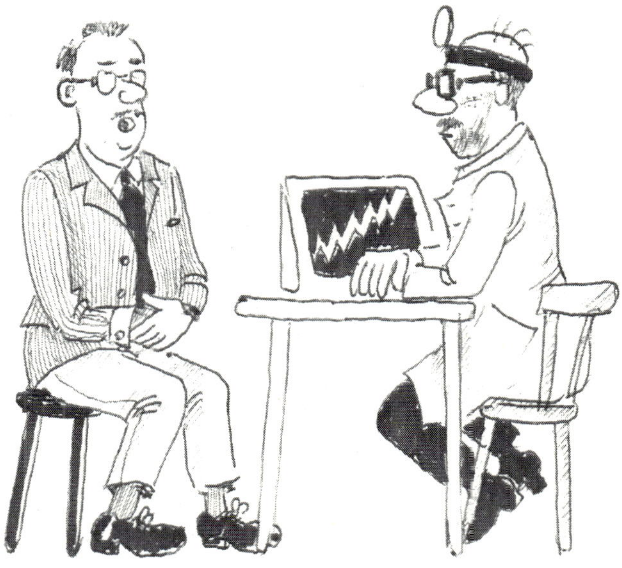

Ich hörte eine Stimme, die sprach:
„Lächle und sei froh, es könnte schlimmer kommen!"
Ich lächelte, war froh, und es kam schlimmer!

Mann in den besten Jahren

Im Alter so um die fünfzig werden Männer plötzlich von Beschwerden an der Prostata betroffen, also genau in den „besten Jahren". Bis jetzt waren sie körperlich fit und auch im Beruf erfolgreich. Die sexuellen Erlebnisse wurden bislang oft, zumindest am Stammtisch oder bei ähnlichen Gelegenheiten, stark übertrieben oder zumindest in den Vordergrund gestellt. Mancher hatte den Ruf, ein ganz toller Hecht zu sein: „Das ist ein Hund, der lässt nichts anbrennen!"
Nun kommen auf den Mann gerade in diesem Intimbereich Probleme zu. Er kann es sich jedoch nicht eingestehen, denn das geht gegen die Männlichkeit!
Ausgerechnet jetzt, im sogenannten zweiten Frühling, bekommt er Schwierigkeiten mit seinem geliebten Körperteil. Nach einer Prostatektomie ist häufig die Potenz verschwunden und er pinkelt zudem in die Hose. Und das sollen die „besten Jahre" sein? Natürlich, denn sind die „guten Jahre" vorbei, kommen logischerweise die „besten Jahre"!

Vorsorge oder Früherkennung?

Zunächst möchte ich dazu beitragen, eine verbreitete Begriffsverwirrung zu entwirren:

„Mit Vorsorge möchte man das Auftreten einer Krankheit verhindern. Hygiene ist z. B. eine Vorsorgemaßnahme, noch dazu eine sehr erfolgreiche. Mit Früherkennung verhindert man keine einzige Erkrankung. Die Erkrankung wird nur früher diagnostiziert. Man tut das in der Hoffnung, sie dann erfolgreicher behandeln zu können. Ob diese Hoffnung berechtigt ist, ist eine andere Frage. Mir liegt sehr daran, die beiden Begriffe deutlich auseinanderzuhalten, da Vorsorge viel mehr verspricht als Früherkennung."

Dr. Dubben, Universität Hamburg

Man(n) ist da immer hin- und hergerissen, wenn er überlegt, ob er zu einer Früherkennung gehen soll oder ob er noch ein wenig warten kann. Er hat schon oft gehört, dass Männer in diesem Alter mit Prostataproblemen konfrontiert werden. Aber nix Genaues weiß Man(n) nicht! Manche gehen regelmäßig zur Untersuchung, andere wieder nicht. Viele Männer versprechen sich vom PSA-Test zu viel, zumal der Sinn des PSA-Testes in der Fachwelt stark umstritten ist.

Seit Juli 2008 gibt es eine neutrale Informationsstelle! Endlich ist eine Entscheidungshilfe zum PSA-Test durch den *AOK-Bundesverband*, das *Deutsche Krebs-forschungszentrum* und die *Universität Bremen* veröffentlicht worden! Internetnutzer finden diese unter www.psa-entscheidungshilfe.de und für „Internetmuffel" ist ein kurzer Auszug im Anhang 2 abgedruckt. Lesen Sie die gesamten Ausführungen durch! Mit dieser Vorentscheidung stellen Sie sich selbst die Weichen für Ihre weitere gesundheitliche Zukunft! Vergleichen Sie die Zahlenangaben und vor allem die Wahrscheinlichkeit des Erfolges. Lassen Sie sich durch niemand beeinflussen, es ist Ihr Körper und über diesen verfügen nur Sie selbst.

Gutartige Vergrößerung

Man unterscheidet zwischen einer gutartigen Vergrößerung der Prostata (BPH – benigne Prostatahyperplasie), von denen viele Männer in fortgeschrittenem Alter betroffen sind, und dem gefürchteten Prostatakrebs.
Häufig hat ein Mann seit einiger Zeit Probleme durch ständigen Harndrang, dann steht er vor dem Pinkelbecken und muss lange warten, bis es endlich läuft, oder er muss in der Nacht mehrmals zur Toilette. In diesem Fall handelt es sich meist (nur) um eine gutartige Vergrößerung der Prostata, welche in leichteren Fällen mit den bekannten pflanzlichen Mitteln wie Sägepalme, Brennnesselwurzel, Roggenpollen und Kürbiskernen behandelt werden kann. Diesen Mitteln wird entzündungshemmende und abschwellende Wirkung nachgesagt. Es gibt dafür auch eine Reihe von Medikamenten in der Apotheke. Bei Ein-

nahme über längere Zeit werden die Symptome bei vielen Betroffenen verbessert und eine weitere Vergrößerung der Prostata gebremst. Man kennt aber auch andere Methoden, wie Alphablocker oder auch -hemmer, welche eine Schrumpfung der Prostata herbeiführen sollen.

Erst wenn der Mann sehr darunter leidet, dass er nachts oft auf die Toilette gehen muss, sollte er eine Operation in Betracht ziehen. Dies geschieht in Form einer transurethralen Resektion (TUR/P) – allgemein Abhobelung oder Ausschälung genannt. Die Thermotherapie ist eine andere Methode, bei welcher das Gewebe erhitzt wird und abstirbt. Neuerdings wird auch hierfür ein Laser eingesetzt (Greenlight-Laser und Diodenlaser).

Auch hier kann es zu Komplikationen kommen, denn schließlich ist eine Behandlung in diesem sensiblen Bereich nicht mit einer Blinddarmoperation zu vergleichen. Lassen Sie sich von einem Facharzt über die Methode beraten, welche für Sie am besten geeignet ist. Es gibt jetzt auch Kliniken, die durch den Dachverband der Prostatazentren Deutschlands e. V. „zertifiziert" sind. Im Internet finden Sie die Anschriften und die besonderen Anforderungen, die daran geknüpft sind.

Der gefürchtete Prostatakrebs

Der Prostatakrebs verursacht zunächst meist keinerlei Probleme und keine Schmerzen. Wenn Ihnen eröffnet wird: „Sie haben Prostatakrebs“, kommt die bedrückende Diagnose wie aus heiterem Himmel. Niemand nimmt dem Betroffenen die letzte persönliche Entscheidung ab, aber denken Sie an die „PSA-Entscheidungshilfe“. Bei Fachleuten bestehen viele gegensätzliche Auffassungen, und der „Goldstandard“, nämlich die radikale Prostatektomie, welche von vielen Chirurgen empfohlen wird, ist nicht unbedingt das Nonplusultra bei der Behandlung des Karzinoms. Hier haben Sie tatsächlich Entscheidungshilfen, denn man kann auf wichtige Fragen seine persönlichen Antworten geben und sich daran orientieren. Vereinfacht kann man sagen: **ABO** – **A**bwarten, **B**estrahlen, **O**perieren?

Wenn dann ein erhöhter PSA-Wert festgestellt wird, meist über vier Nanogramm, in manchen Kliniken schon bei knapp über drei Nanogramm oder sogar noch niedriger, wird zu einer Biopsie (Gewebeprobe) geraten. Manchmal wird erst gar nicht geraten, sondern nach dem Erkennen eines erhöhten PSA-Wertes zu einer Biopsie gebeten, die gleich in der Praxis durchgeführt wird. Der Patient hat häufig keine Zeit, sich das zu überlegen. Das habe ich bei einer Umfrage unter Betroffenen festgestellt. Dabei gilt auch hier der Grundsatz: Lassen Sie sich nicht drängen, bestehen Sie auf ausreichend Zeit, alles zu überdenken. Es werden sogar, wenn keine eindeutigen Ergebnisse erzielt wurden, Untersuchungen zur Erkennung der Gene angeboten, welche einige Tausend Euro kosten! Diese erstattet keine Kasse. In einer Fernsehsendung wurde diese Untersuchung empfohlen.

Tipp: Lassen Sie sich keinesfalls drängen. Handeln Sie nicht übereilt und informieren Sie sich genau. Holen Sie eine Zweit- und Drittmeinung ein, es ist Ihr gutes Recht. Eine Klinik in Gütersloh bietet eine neue Methode zum Erkennen von Prostatakrebs an. Hier wird nur eine einzige Gewebeprobe entnommen, unter 3D-Bildkontrolle im Magnetresonanztomograph (MTR). Somit wird nur die betroffene Stelle biopsiert.

Aussagekraft des PSA-Wertes

Die Aussagekraft des PSA-Wertes ist selbst in der Fachwelt stark umstritten. Gerade in letzter Zeit ist hier vieles im Umbruch und die gegensätzlichen Meinungen prallen heftig aufeinander. Zudem kann ein erhöhter PSA-Wert entstehen durch:

- eine Fahrradtour
- eine Entzündung
- sexuelle Aktivität

Diese Faktoren sind natürlich bekannt, werden aber viel zu selten mit dem Patienten besprochen. Überlegen Sie bitte einmal genau, wurden Sie vor der Blutentnahme gefragt, ob Sie gestern eine Fahrradtour gemacht haben oder mit Ihrer Frau Sex hatten?

Besonders Entzündungen werden oft nur wenig Beachtung geschenkt. Ein Beispiel: Ein Freund von mir war wegen einer Lungenentzündung im Krankenhaus und rief mich von dort aus verzweifelt an, weil er einen PSA-Wert von über neun Nanogramm hatte. Der Arzt im Krankenhaus hatte ihm gesagt, dass hier etwas unternommen werden müsse. Ich besuchte ihn gleich im Krankenhaus und beruhigte ihn mit dem Hinweis auf seine Lungenentzündung. Bei der Entlassung wenige Tage später hatte er tatsächlich einen PSA-Wert, der weit unter drei Nanogramm lag! Hier sieht man auch, dass die Entzündung nicht unbedingt im Blasen- oder Beckenbereich sein muss.

Alternative Behandlungen

In Deutschland gibt es nach vorsichtigen Schätzungen jährlich etwa 60.000 Neuerkrankungen, und dies mit steigender Tendenz. Die Zahl der radikalen Prostatektomie nimmt ständig zu.

Das kann auf das höhere Alter der Männer zurückzuführen sein, auf die zunehmenden Früherkennungen oder aber auch auf die Bereitschaft, sich schneller operieren zu lassen. Ob diese Operationen tatsächlich für den Betroffenen sinnvoll sind, ist nicht unbedingt erwiesen. Wenn Sie die „PSA-Entscheidungshilfe“ und Fachzeitschriften lesen, haben Sie viele Möglichkeiten, sich zu informieren. Legen Sie einen gesunden Pessimismus an den Tag und überlegen Sie vor einer OP genau, was Sie wollen, denn bisher ist nicht belegt, dass durch die Früherkennung weniger Männer an Prostatakrebs sterben.

Bevor Sie sich der radikalen Prostatektomie unterziehen, erwägen Sie ebenso andere Therapien: Strahlentherapie Extern, Strahlentherapie von Intern (Implantation von kleinen „Seeds“ in die Prostata), HIFU (Hochintensiver fokussierter Ultraschall), Hormontherapie, Chemotherapie, beobachten und abwarten. Natürlich haben alle diese Methoden Vor- und Nachteile, auch hier sollte man sich intensiv informieren. Diese Möglichkeiten sollten Sie mit den Ärzten durchsprechen. Nach Alter und Gesundheitszustand des Patienten kann eine andere Behandlung in Frage kommen. Es gibt zudem die einfache Hormonblockade oder die dreifache Hormonblockade, sie ist allerdings noch in der experimentellen Phase. Näheres hierzu finden Sie beim Bundesverband Prostatakrebs Selbsthilfe e. V., www.prostatakrebs-beratung.de.

Wird zu oft und zu früh operiert?

Meine persönliche Meinung dazu ist, dass in Deutschland zu schnell und zu oft eine Prostatektomie durchgeführt wird. Mit dieser Meinung stehe ich als Laie nicht alleine da, auch viele Fachleute denken so (siehe Anhang 1, 2 und 3). Wenn man aber einmal in dieser Mühle drin ist, gibt es selten ein Zurück, und nur wenige Männer haben den Mut zu fragen, ob man nicht besser etwas abwarten und beobachten solle. Man kann heute schon feststellen, ob es ein aggressiver oder ein langsam wachsender Krebs ist. Ich fragte auch vorsichtig nach, aber man riet mir zur OP mit folgenden Worten: „Es eilt nicht, Sie sollten es aber nicht auf die lange Bank schieben!"

Als Unaufgeklärter hatte ich damals keine große Wahl, aber mit meinen heutigen Kenntnissen würde ich anders handeln – nämlich erst einmal abwarten!

Der Wunsch nach Beseitigung der unsicheren Situation bringt den Betroffenen in Zugzwang, denn er will Klarheit und das Ganze bald hinter sich bringen. Zumeist fehlt jedoch medizinisches Hintergrundwissen. Wir Männer denken rational, die ärztlichen Befunde können aber nicht eingeordnet werden, Gedanken und Gefühle überschlagen sich. Vonseiten des Arztes wird häufig eine Operation vorgeschlagen oder aber auch eine Bestrahlung in Betracht gezogen. Andere Methoden werden häufig gar nicht angesprochen, obwohl sie tatsächlich überlegenswert sind. Bei einigen gibt es noch keine Langzeitergebnisse. Der

Urologe oder behandelnde Arzt im Krankenhaus empfiehlt natürlich die Methode, welche von ihm überwiegend durchgeführt wird und welche er selbst am besten beherrscht. Viele Männer schlittern daher voll Panik ganz schnell in die Prostataoperation, ohne zu wissen, was auf sie zukommt. Das Risiko der Inkontinenz und der Verlust der Potenz werden ihm eigentlich erst später bewusst, wenn er dann mit den Folgen konfrontiert wird.
Nach der Operation ist es zu spät. Ich kenne viele Männer, bei denen lag zwischen Erkennen des Karzinoms und der Operation nur eine Woche Zeit! Dabei ist der bösartige Prostatatumor zumeist ein langsam wachsender Tumor, besonders im Alter.

Tipp: Informieren Sie sich vorher gründlich, lassen Sie sich Zeit. Bei Männern ab etwa siebzig Jahren sind sich Experten nicht einig, ob eine Operation überhaupt noch sinnvoll und notwendig ist – endlich ein Vorteil des Alters. Es setzt sich immer mehr die Meinung durch, ab diesem Alter nichts mehr zu unternehmen, denn diese Männer sterben nicht am Krebs, sondern nehmen ihn mit ins Grab. Sie sterben meist durch andere Ursachen. Man(n) hat also genügend Zeit, sich eingehend zu informieren, aber wo wird man wirklich objektiv beraten? Nebenwirkungen werden meist schön-geredet. Die besten Gesprächspartner sind in diesem Fall Betroffene selbst.

Auf der Suche nach Betroffenen

Vor der Operation konnte ich kaum Betroffenen fragen, denn ich kannte niemand, der eine Prostatektomie hinter sich hatte, nur einen ehemaligen Kameraden. Aber auch hier war das Gespräch nicht einfach, ich spürte, dass ihm das Thema unangenehm war. Es dauerte eine ganze Weile, bis ich weitere Männer fand, die eine solche Operation hinter sich hatten und bereit waren, überhaupt mit mir darüber zu reden. Für mich war es allerdings schon zu spät, da war ich schon operiert. Den Betroffenen musste ich bei diesem heiklen Thema die Würmer aus der Nase ziehen. Die Angaben waren zögerlich, und aus Scham wurde vieles schöngeredet.
Rat findet man zum Beispiel in Selbsthilfegruppen (SHG). Als ich operiert wurde, gab es allerdings im gesamten Allgäu keine Kontinenz-Selbsthilfegruppe, deshalb gründete ich diese einige Monate nach der Prostatektomie mit Unterstützung der Deutschen Kontinenzgesellschaft. Näheres finden Sie im Kapitel 19.

„Nebenwirkung" Harninkontinenz

Wenn Sie plötzlich mit nassen Hosen dastehen, denken Sie ganz anders darüber, denn damit werden Sie ständig konfrontiert (siehe Kapitel 18).
Wurden Sie vorher wirklich mit aller Deutlichkeit über die möglichen Folgen dieser OP aufgeklärt? Welche Angaben

wurden Ihnen vor der Operation hinsichtlich der Gefahr der Inkontinenz gemacht? Sprach man nur von 3 bis 5 Prozent, oder wurden tatsächlich 28 bis 30 Prozent genannt? Mit diesen Angaben sind die Ärzte sehr zurückhaltend und nennen verharmlosend niedrige Zahlen! Wenn der Arzt diese Zahlen tatsächlich glaubt, hat er sich nicht bei Betroffenen informiert.

Man muss wissen, wie diese Zahlen zustande kommen und wer solche Umfragen durchführt. Echte Erhebungen finden kaum statt, in den Kliniken erfolgen meist keine Rückmeldungen und beim Arzt wird darüber oft geschwiegen. Die Kliniken müssten nach einem Jahr die Operierten anschreiben, um anhand eines Fragebogens den aktuellen Zustand festzustellen. Dies geschieht leider nicht. Ich kenne keinen Patienten, der längere Zeit nach der Prostatektomie hierzu befragt wurde. Eigentlich sind diese Zahlen alle nur geschätzt. Zuverlässige Daten werden wohl nie bekannt werden, weil es leider ein Tabuthema ist. Mit der Statistik ist es immer problematisch, ich selbst glaube keiner Statistik, die ich nicht selbst erstellt habe!

Über die Anzahl der Inkontinenten nach Prostatektomie gehen die Meinungen weit auseinander, nach 5 Jahren sind es aber sicher zwischen 25 und 35 Prozent der Operierten. Dieses Ergebnis auf einen Kfz-Meisterbetrieb übertragen (der Vergleich sei gestattet) würde seine baldige Pleite mangels ausbleibender Kunden bedeuten.

Auch in Sanitätshäusern, Apotheken und Krankenhäusern sowie bei den Firmen, welche Inkontinenzhilfsmittel herstellen, kennt man andere Zahlen, als die oft vor der OP genannten. Das ist ein ganzer Industriezweig, der davon Zigtausende Mitarbeiter(innen) ernährt.

Viele Ärzte sind oft sogar überzeugt, dass die Operierten kontinent sind, sie erhalten kaum Rückmeldungen. Zudem wird in Abschlussberichten der Zustand des Patienten häufig falsch dargestellt. Dies kann ich nachstehend am eigenen Beispiel beweisen, denn im Abschlussbericht meiner Operation steht: „Bei Entlassung bestand bereits eine relativ gute Kontinenzsituation".

Dazu kann ich nur anmerken, dass ich vollkommen inkontinent war und mich bei der Entlassung niemand danach befragt hat! Eigentlich fehlen mir die Worte dazu, aber so entstehen Statistiken, denn sicher wurde ich in diesem Krankenhaus als (relativ) trockener Patient zahlenmäßig erfasst. Es hätte in dem Abschlussbericht heißen müssen: „Operation gelungen, Patient inkontinent und impotent, Penis zwei Zentimeter kürzer!"

Kapitel 3

Vorbereitung auf ein Arztgespräch

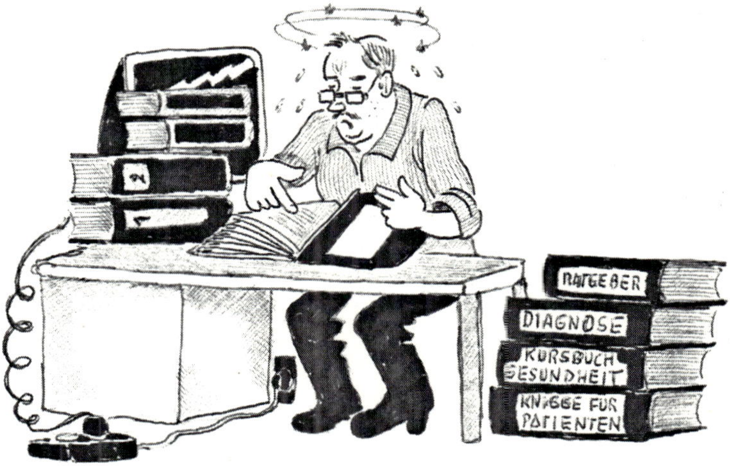

„Was ist Zivilcourage?
Das ist das, was viele verlässt, wenn sie ein Arztzimmer betreten."

Aus welchen Gründen konsultieren Sie den Arzt?

- Sie haben seit einiger Zeit Beschwerden und wollen
- diese behandeln lassen.
- Sie gehen zur Früherkennung und wollen nur wissen
- wie es Ihnen geht (Jahresinspektion)

Sie sollten als mündiger und aufgeklärter Patient auf Augenhöhe mit dem Arzt stehen. Jeder Besuch beim Urologen sollte gut vorbreitet sein. Dies möchte ich an folgendem Beispiel erklären:

Wenn Sie ein Auto kaufen wollen, besorgen Sie sich vorher von verschiedenen Firmen Prospekte. Sie vergleichen Ausstattungsmerkmale, Preise, Technik und viele andere Details. Erst jetzt gehen Sie gut vorbereitet zum Autohändler. Der Verkäufer wird Ihnen nämlich nur die Autos seiner Firma anpreisen, andere Marken wird er kaum erwähnen oder sogar ein wenig madig machen, das ist schließlich verständlich. Mit dem Auto werden Sie auch eine Probefahrt unternehmen, denn Sie kaufen ja nicht die Katze im Sack. Häufig wird auch noch ein fachkundiger Freund mitgenommen. Sie klären alle Details wie Garantieansprüche, Reparaturkosten und versuchen, das Beste für sich herauszuholen.

Wenn Sie ein größeres Geldgeschäft tätigen oder sich zu einem Hauskauf entschließen, überlegen Sie sorgfältig jede Kleinigkeit und machen sich vorher schlau.

Ist Ihnen eigentlich klar, dass Sie beim Berater Ihrer Bank stets die Produkte dieser Bank empfohlen bekommen? Wenn Sie ein Zocker sind, wählen Sie aber wenigstens noch eine andere Anlagenform, als wenn Sie ein vorsichtiger Kunde sind und auf der sicheren Seite sein wollen.

In der Arztpraxis hingegen verhält Man(n) sich vollkommen anders. Die meisten verlassen sich auf den erstbesten Vorschlag und befolgen diesen ohne Widerspruch. Das ist teils Bequemlichkeit oder Angst, mangelnde Kritikfähigkeit und Unkenntnis.

Bedenken Sie, auch der Arzt ist Geschäftsmann und will seine Produkte oder die seiner Klinik an Sie verkaufen, genau wie der Autohändler und der Bankberater. Aber es gibt keine Behandlung auf Probe, denn Sie bestellen ein Produkt, die Operation, meistens blind und holen nur selten entsprechende objektive Vergleiche aus zuverlässigen Quellen ein!

Dabei haben Sie bei Problemen mit einem Prostatakarzinom Zeit und sollten sich nicht drängen lassen. Doch eine Biopsie wird in manchen Praxen nicht nur empfohlen, sondern auch gleich durchgeführt. Wenn Ihnen das Ergebnis der Biopsie eröffnet wird, ist es manchem schon

passiert, dass ein OP-Termin im Krankenhaus bereits reserviert war!
Bei allen Behandlungen, wie zum Beispiel bei der radikalen Entfernung der Prostata, Bestrahlung und so weiter, ist ein Umtausch nicht mehr möglich, eine Nachbesserung nur noch selten. Wie hoch ist Ihre Risikobereitschaft? Sind Sie bei Ihrer Gesundheit auch ein Zocker?

Tipp: Wenn Sie wegen einem Prostatakarzinom zum Arzt gehen, bereiten Sie sich besonders gründlich vor. Handeln Sie wie beim Autokauf, genauso überlegt und informieren Sie sich sehr eingehend, denn es eilt nicht!

Ärzte und Autoverkäufer

Informieren Sie sich bei Betroffenen, möglichst in einer Selbsthilfegruppe. Bedenken Sie aber, hier ist es wie beim Spritverbrauch eines Autos, nur selten ist jemand ganz ehrlich. Wie ich schon öfters erwähnte, so wie vorher ist es nie mehr, vieles hat sich „da unten“ verändert, aber das will Man(n) nicht zugeben.
Lassen Sie die urologische Untersuchung von dem Arzt Ihres Vertrauens durchführen, jedoch beachten Sie dabei: Ein Chirurg wird Ihnen mit an Sicherheit grenzender Wahrscheinlichkeit zu einer Operation raten. Werden Sie von einem Strahlentherapeuten untersucht, wird dieser meistens eine Strahlentherapie vorschlagen

Gehen Sie deshalb möglichst zu einem Urologen, der selbst weder operiert noch bestrahlt und keine Belegbetten in einem Krankenhaus hat. Hier ist die beste Chance auf objektive Beratung gegeben. Achtung, es kann aber sein, dass sein Sohn in einer nahen Klinik als Chirurg tätig ist!

Ein erhöhter PSA-Wert ist noch lange kein Herzinfarkt, Sie müssen nicht gleich eine Biopsie durchführen lassen. Es gibt Fälle, da wurde so lange gesucht, bis endlich ein Karzinom gefunden wurde.

Nicht jeder Tumor ist gleich, manche wachsen sehr langsam, manche sind aggressiv. Mitunter ist es sinnvoll, in Ruhe abzuwarten und zu beobachten, auf Neudeutsch: „watchful waiting". Lassen Sie sich zumindest einige Wochen Zeit, holen Sie auch noch eine zweite oder dritte Meinung dazu ein, es ist Ihr gutes Recht.

Spickzettel für den Arztbesuch

Gehen Sie mit einem Spickzettel in das Gespräch mit dem behandelnden Arzt und stellen Sie folgende Fragen:

- Ist eine Behandlung wirklich zwingend erforderlich und welche Therapien kommen überhaupt für mich in Frage?
- Warum halten Sie gerade diese für sinnvoll?
- Gibt es auch alternative Behandlungen?
- Welche Nebenwirkungen sind zu erwarten und liegen Ihnen gesicherte Erkenntnisse vor? (Geben Sie sich

nicht mit allgemeinen Redensarten wie „Es wird nervenerhaltend operiert“ oder „Das passiert ganz selten“ zufrieden.)

- Haben Sie die www.psa-entscheidungshilfe.de gelesen und was sagen Sie zu diesen Ergebnissen?
- Wird der Penis nach einer Prostatektomie wirklich circa zwei Zentimeter kürzer? (An dieser Antwort können Sie die Reaktion testen, denn das stimmt wirklich. Durch die Entfernung der Prostata fehlt dieses Stück von der Harnröhre.)
- Wie viele Behandlungen oder OPs werden jährlich durchgeführt?
- Würden Sie diese Behandlung auch bei Ihrem Bruder beziehungsweise Vater oder bei sich selbst empfehlen?
- Sagen Sie abschließend: „Ich will erst abwarten und beobachten, denn es werden doch immer neue und bessere Techniken entwickelt“!

Wenn der Arzt keine Zeit hat, mit Ihnen darüber ein ausführliches Gespräch zu führen, haben Sie entweder den falschen Zeitpunkt erwischt oder es ist nicht der richtige Arzt für Sie.

Bedenken Sie, dass es bei diesem Gespräch um eine der wichtigsten Entscheidungen für Ihr künftiges Leben geht, lassen Sie sich nicht abspeisen. Denken Sie an den Bankberater und an den Autohändler!

Leider war ich vor meiner Prostatektomie völlig unwissend und unbedarft, schlitterte also unvorbereitet in diese Operation. Heute würde mir das nicht mehr passieren, denn nur durch Schaden (Inkontinenz) wird man klug.

Kapitel 4

Psychische Belastung

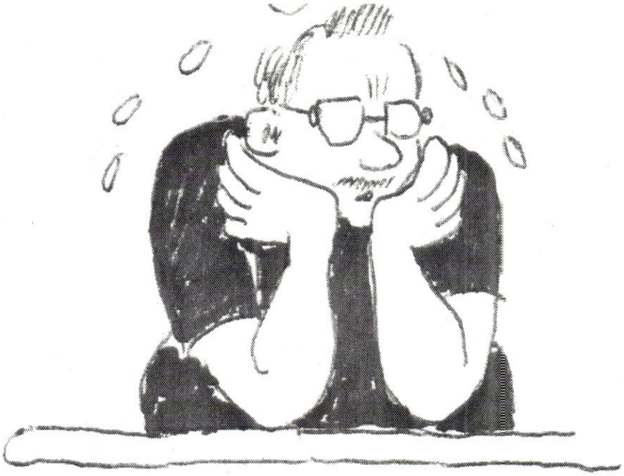

„Man darf nicht versuchen, den Körper ohne die Seele zu heilen. Wenn Kopf und Körper gesund sein sollen, muss zuerst die Seele geheilt werden."
Plato

Ohne Betreuung

Man kann von inkontinenten Männern Worte hören, die zum Nachdenken anregen und deren Verzweiflung in dieser Situation wiedergeben. Beispiele:

- „Wenn das so weiter geht, spring ich vom Balkon!"
- „So kann ich nicht weiterleben, ich werde noch verrückt!"
- „Keinem Menschen kann ich meine Situation erzählen!".
- „Ich bin so hilflos, das halte ich nicht länger aus!"
- „Ich komme mir vor wie ein kleines Kind!"

Schon diese wenigen Äußerungen lassen erkennen, dass bei dieser Krankheit andere Maßstäbe angesetzt werden müssen als bei vielen anderen. Vor der Operation sollten Gespräche stattfinden – hier bewegt man sich noch auf einem unbekannten Gebiet bei der psychologischen Betreuung.

Warum geht ein Mann zur Früherkennung? Entweder weil ihn seine Frau dorthin geschickt hat, oder aus eigenem Antrieb, weil seine Freunde ihm dazu geraten haben. Letzteres war bei mir der Fall. Früherkennung und Be-

handlungen danach müssen mit den Auswirkungen zusammen gesehen werden. Der Mann muss sich im Klaren sein, was ihn erwartet und dass er, wenn er sich operieren lässt, danach ein anderes Leben führen wird.
Man(n) steht hinterher fast immer alleine da, nur die Frau erträgt das Leid mit. Bei Naturkatastrophen, schweren Verkehrsunfällen und Flugzeugabstürzen werden ganze Scharen von Betreuern eingesetzt. Das ist völlig richtig, aber bei dieser einschneidenden Operation erkennt man erst jetzt allmählich die Bedeutung einer Betreuung hinterher. Es genügt nicht, wenn eine Reha empfohlen wird und wenn Man(n) erfährt, wie und wo er einen Schwerbehindertenausweis beantragen kann. Es ist lächerlich, wie gering der Grad dieser Behinderung eingestuft wird. Bei meiner Reha hat sich ein Mann unter Tränen bei mir bedankt, dass ich ihm mit vielen Gesprächen geholfen habe und dass er jetzt das Leben wieder ganz anders sehe und Lebensmut gewonnen habe. Man hätte in der Klinik erkennen müssen, wie verzweifelt der Patient war.

Suizidgefahr

Dieses große Problem wird eigentlich unterschätzt. Besonders in den ersten Wochen und Monaten, wenn die Inkontinenz nicht besser wird und wenn man sich noch nicht mit der neuen Situation arrangiert hat. Man ist voller Panik und weiß nicht, wie es jetzt weitergehen soll. Vor

einiger Zeit hatte ich ein langes Gespräch mit einem frisch operierten, inkontinenten Mann. Ich musste ihn erst einmal wieder moralisch aufrichten, denn er war ernstlich suizidgefährdet. Er sagte zu mir: „Ich kann das nicht durchhalten, mir läuft der ganze Urin heraus, ich glaube ich hänge mich auf!" Zufällig war ich gerade auf dem Weg zum Treffen mit meiner Selbsthilfegruppe. Ich konnte ihn überreden, mit zum Treffen zu kommen. Im Kreis von anderen Betroffenen spürte er, dass man damit umgehen kann, auch wenn es schwerfällt. Er war erstaunt, wie locker wir über unsere Probleme redeten, und lachte auch kräftig mit, als wir unsere Witze darüber machten.
Ein Außenstehender kann sich keine Vorstellung davon machen, wie sehr dies Betroffene belastet. Das Selbstwertgefühl des Mannes leidet sehr. Man kann nur versuchen, alles mit Humor zu nehmen, denn sonst steigert man sich dermaßen in das Problem, dass es gefährlich werden kann. Was kann man aber machen, wenn man von Grund auf ein ernster und introvertierter Mensch ist? Das ist eine noch ungeklärte Frage, hier muss etwas getan werden.

Männlichkeit infrage gestellt

Durch eine Prostatektomie können Inkontinenz und Impotenz von heute auf morgen eintreten, dies kann mit einem lebensbedrohlichen Unfall verglichen werden. Es wird über Inkontinente und Impotente nach einer Operation wohl nie eine annähernd gesicherte Zahl geben, denn „hier schweigt des Sängers Höflichkeit“! Das bedeutet, dass über dieses Thema weiterhin geschwiegen wird. Auch der betroffene Mann will sich darüber nicht auslassen, denn mit wem soll er sprechen, ohne seine Männlichkeit infrage zu stellen? Die Öffentlichkeit wird gemieden, zumindest sagt er nichts mehr. Diese enorme Belastung hält er aber nicht lange aus und resigniert letztlich.
Viele sagen zu mir, dass sie meinen Mut bewundern, über meine Inkontinenz zu reden. Schließlich will der Betroffene eigentlich, dass möglichst wenige von seinen Problemen erfahren. In einer Gemeinschaft, wie zum Beispiel bei der Selbsthilfegruppe, ist die Situation anders, aber auch dort geht leider nur ein Bruchteil von Betroffenen hin. Und so kann ich wieder provozierend sagen: Der Mann schweigt oder lügt bei diesem Thema.

Die große Scham

Man muss bedenken, dass über Jahrhunderte der Mann als Jäger und Krieger erfolgreich fungierte. In der Werbung und in allen Medien wird der Mann als immer fit und zum

Sex bereit dargestellt. Im Prinzip stimmt das auch, denn der Mann ist häufig sexgesteuert. Jetzt aber schämt er sich und das hat verschiedene Gründe.
Es handelt sich um den sensibelsten Körperbereich, und diesbezügliche Beschwerden wollen andere Männer nur bedingt hören. Daher zieht sich der Betroffene oft aus dem gesellschaftlichen Leben zurück. Durch die Schädigung der Nerven hat er Probleme mit dem Bereich im unteren Becken. Manche hatten vielleicht schon vorher Probleme mit sexuellen Aktivitäten, konnten dies jedoch geschickt herunterspielen oder vertuschen. Wird durch eine Prostatektomie ihre Sexualität noch mehr beeinträchtigt oder geht sie gar ganz verloren und kommt noch die Inkontinenz dazu, wird das ein fast unlösbares Problem.
In Kapitel 19 finden Sie Beispiele aus meiner Selbsthilfegruppe der Deutschen Kontinenz Gesellschaft und erfahren, wie wir uns gegenseitig helfen.

Tipp: Ich kann nur allen Betroffenen raten, werden Sie dort Mitglied und schließen Sie sich einer geeigneten Selbsthilfegruppe an. Sie finden Gleichgesinnte und lernen, locker mit der Krankheit umzugehen.

Kapitel 5

Das hat mir vorher keiner gesagt

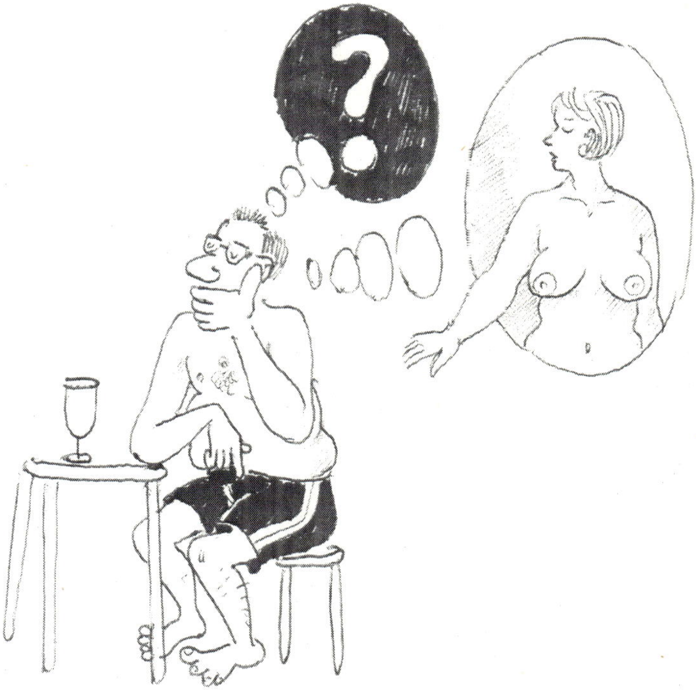

„Alle Menschen sind klug,
die einen vorher, die anderen hinterher."
Chinesischer Spruch

Lebensqualität und Nebenwirkungen

Wenn im Beckenbereich keine Reaktion mehr kommt und sich überhaupt nichts mehr regt, schaut Man(n) erst einmal dumm aus der Wäsche. Dies vorher zu ahnen und dann tatsächlich zu erleben, sind zwei paar Stiefel. Man(n) wusste es eigentlich schon vorher, denn es wurde vor der Operation vom Arzt sicher schon ausführlich darüber gesprochen, dass eine Erektion auf natürliche Art wahrscheinlich nicht mehr zustande kommen wird. In der Klinik, in der ich operiert wurde, sagte der Chirurg ganz locker: „Na ja, so bleibt Ihnen die Erinnerung!" Das ist zwar im Moment ganz lustig, aber nach einiger Zeit denkt Man(n) auch darüber anders!
Leider machen auch Ärzte mitunter den Fehler und fragen nicht gezielt nach, sondern übergehen den Punkt, denn es ist für alle Beteiligten unangenehm. Die Situation ist leider so, dass der Mann nach Eröffnung der Diagnose „Prostatakrebs" sich ganz schnell nur auf die Entfernung des Karzinoms konzentriert. Eventuelle Nebenwirkungen werden gar nicht weiter erwogen, Hauptsache ist erst einmal, Man(n) hat das Schlimmste hinter sich gebracht. Die

Warnung vor Inkontinenz und Impotenz geht am Patienten meist zunächst vorbei.
Dass die Lebensqualität stark eingeschränkt wird, davon ist selbst in der Fachliteratur kaum etwas zu lesen. Dies trifft einen Mann zutiefst und spürt, dass sein Leben sich jetzt in gewissen Punkten zwangsläufig völlig anders gestaltet. Er ist in einer ähnlichen Situation wie eine Frau, die mit Brustkrebs konfrontiert wird. Die Angst, wie es weitergeht, sitzt ihm im Nacken.

Schwierigste urologische Operation

Man(n) sollte eigentlich wissen und bedenken, dass die radikale Entfernung der Prostata eine der schwierigsten Operationen in der männlichen Urologie ist. Diese spielt sich im Prinzip auf einem winzigen Raum ab und ist eine recht blutige Angelegenheit. Die Nervenbahnen liegen dort eng zusammen und eine nerverhaltende OP ist schnell zugesagt, aber nicht ganz einfach durchzuführen. Es kann manches passieren, denn jede Operation birgt ein gewisses Risiko.
Wer sich mit Feinmechanik einmal beschäftigt hat, wird mir hier zustimmen, denn eine Operation ist ja nichts anderes als eine diffizile Arbeit am menschlichen Körper. Ein Nerv ist schnell verletzt, überdehnt oder gar völlig durchtrennt. Die Folge ist dann bei der Prostatektomie meist eine Inkontinenz, gleich welchen Grades, sowie eine

Impotenz, derer sich der Mann allerdings erst später so richtig bewusst wird.

Vieles ist anders – nichts wie vorher

Erst nach ein paar Wochen, wenn man die Prostatektomie hinter sich hat und wieder in das normale Leben zurückkehrt, kommt auf einmal eine gewisse Ernüchterung. Auch bei den Glücklichen, welche „trocken" sind, verändert sich manches. Wenn ein Mann behauptet, dass nach seiner Prostata-Operation wieder alles in Ordnung ist, dann belügt er sich fast immer auch ein wenig selbst. Irgendwelche Veränderungen hat jeder, sei es ein plötzlicher Harndrang, ein ständiges Tröpfeln oder ein unkontrollierter Urinschub. Aber auch eine veränderte oder verlorene Potenz macht zu schaffen. Ein Chirurg sagte einmal zu mir: „Reparatur ist und bleibt Reparatur." Man kann auch sagen: „Das ist der Preis des Lebens." Ob Man(n) sich mit dieser Einstellung zufrieden gibt, muss jedoch jeder für sich entscheiden.

Bei vielen verschwindet die Inkontinenz nach einigen Tagen oder Wochen, es sollte allerdings nicht zu lange dauern. Wenn einmal ein Jahr vergangen ist, dann wird es eng. Ein mir bekannter Arzt äußerte sich so: „Wer ein halbes Jahr nach der Prostatektomie nicht trocken ist, wird niemals mehr trocken." Ich wollte es ihm und auch mir beweisen, dass er sich irrt! Pustekuchen, ich bin heute immer noch nicht trocken, er hat leider recht! Allerdings, meinen Wahlspruch kennen Sie: „Niemals anfangen aufzuhören und niemals aufhören anzufangen!“ Deshalb: Immer wieder üben, üben, nochmals üben und alles ausprobieren.

Was noch so alles passieren kann

Es kommt auch vor, dass einige Zeit nach der Prostatektomie der Urin nicht mehr läuft. Es kommt zu einem schmerzhaften Rückstau. Der Grund ist ein Verschluss der Harnröhre, wo diese mit der Blase vernäht wurde (anastomotische Striktur). Dann muss die Harnröhre wieder erweitert oder geschlitzt werden. Dazu wird ein kleines Instrument mit einem Messer in die Harnröhrenöffnung eingeführt. Es kann aber auch erneut zu einer Verengung kommen, dann muss wieder geschlitzt werden (siehe Kapitel 19).
Der Penis ist jetzt auch circa zwei Zentimeter kürzer, denn die Harnröhre wird mit der Blase dort zusammengenäht, wo die Prostata vorher war; somit fehlt dieser Teil. Na ja, auf die Größe kommt es jetzt auch nicht mehr an (wobei es noch nie auf die Größe des Gliedes ankam, das meinen viele Männer nur). Weil keine Erektion mehr stattfindet, könnte einem das eigentlich egal sein. Wenn ich dann allerdings in meiner Selbsthilfegruppe von einigen höre, die schon vor Längerem operiert wurden, dass

sie den Penis fast nicht mehr finden, so ist das allerdings wenig aufbauend. Dann macht man sich Gedanken, wie das wohl in ein paar Jahren sein wird.

Kapitel 6

Tabuthema Inkontinenz

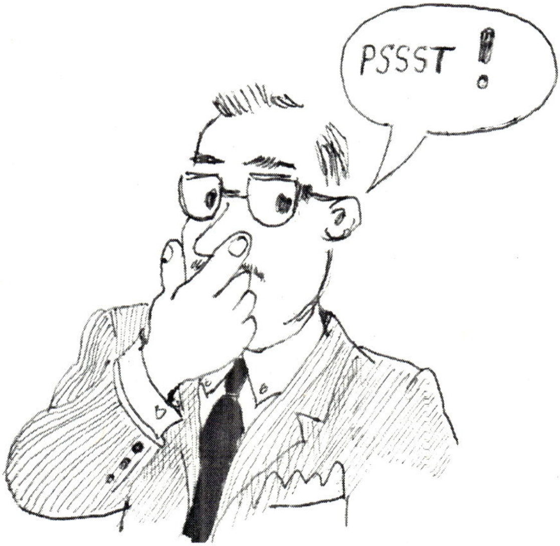

„Unten trocken und im Kopf noch klar,
dann geht's dir gut das ganze Jahr!"

Warum Man(n) nicht darüber spricht

In meiner Kindheit sagte eine Nachbarin obigen Spruch häufig, was ich damals als kleiner Bub nicht verstand. Heute weiß ich, was sie damit sagen wollte!
Die Erkrankung an der Prostata ist bei Männern immer noch ein Tabuthema, daher findet man so schnell niemand, der über diese Erkrankung offen berichtet. Es ist wie bei einem gemeinsam begangenen Verbrechen, man stößt auf eine Mauer des Schweigens, es wird nur hinter vorgehaltener Hand darüber gesprochen, alle schämen sich, Prostatakrebs ist nicht ansteckend und auch nicht selbst verschuldet. Er trifft den intimsten Bereich eines Mannes und ausgerechnet dort, wo er vor einigen Jahren – tatsächlich oder nur dem Reden nach – ein „Mordsmolli" war. Jetzt hat er plötzlich Probleme und findet nicht den Mut, sich offen dazu zu bekennen und nachzufragen. Er weicht den Fragen aus und verniedlicht seine Inkontinenz. Denken Sie bitte daran: Nirgends wird so viel gelogen wie bei Jägern, Anglern und bei Inkontinenten (Jäger und Angler mögen mir verzeihen). Wie sehr das Thema tabuisiert wird, weiß ich auch aus eigener Erfahrung, denn seit dem Artikel vom 15. Juni 2008 in der *Apotheken Umschau* mit Foto von mir werde ich aus ganz Deutschland angeru-

fen. Dies geschieht häufig nur deswegen, weil ich den Anrufern unbekannt bin und die Anonymität gewahrt ist. Meinen persönlich Bekannten und Freunden ist das Thema meistens sehr peinlich. Allerdings sagen diese, dass sie meinen Mut bewundern, sich so offen zu äußern.
In der letzten Zeit wird zwar immer öfter in Zeitschriften darüber berichtet, aber deswegen hat sich noch sehr wenig geändert, denn Inkontinenz ist die intimste Krankheit. Bei ihr spielt sich fast alles im stillen Kämmerlein oder auf der Toilette ab und wer lässt sich dabei schon zusehen oder wer erzählt davon (siehe Kapitel 25)? Wenn ich Bekannte nach längerer Zeit treffe, sagen diese manchmal: „Na, wie geht es? Du schaust gut aus!“ Meine Antwort ist dann immer: „Im Gesicht fehlt mir ja auch nichts, ich pinkle bloß in die Hose!“ Danach herrscht erst einmal betroffenes Schweigen. Damit wäre eigentlich schon alles gesagt, aber dazu noch ein paar Erklärungen:

- Inkontinenz sieht man nicht, bei anderen Krankheiten geht man am Stock oder an Krücken, hat den Arm bandagiert oder ein blaues Auge oder eine dick geschwollene Backe, da ist doch wenigstens etwas zu sehen.
- Inkontinenz verursacht keine Schmerzen, der Leidensdruck ist aber bei vielen so groß, dass sie nicht mehr den Mut haben, an die Öffentlichkeit zu gehen. Man bleibt daheim und verliert viele Kontakte.
- Hygieneprobleme: Angst, dass andere etwas riechen, das wäre doch äußerst peinlich.

- Inkontinenz tritt häufig unerwartet und zu den ungelegensten Zeitpunkten auf.

Beispiel: Man befindet sich in der Stadt oder in Gesellschaft, unterhält sich angeregt und plötzlich tropft es in die Hose. Wer will jetzt sagen, dass er die Hosen voll hat? Das ist auf jeden Fall eine sehr peinliche Angelegenheit. Inkontinenz erinnert fatal an die Kindheit, wenn man, aus welchen Gründen auch immer, in die Hosen gemacht hatte und als Hosenpisser lächerlich gemacht wurde. Das war damals schon – und heute erst recht – äußerst beschämend.

Gesellschaftsfähige Krankheiten

Jeder Mensch kann mitreden, wenn es um Erkältungen, Grippe, Verstauchungen geht, selbst ein Knochenbruch, Nacken- oder Kreuzschmerzen, Zahnbeschwerden und auch ein Bandscheibenvorfall sind jedem bekannt. Das Tragen einer Brille oder eines Hörgerätes ist heute selbstverständlich, wir leben im Ersatzzeitalter! Viele Operationen an Knie, Hüften, Galle, Blinddarm und an den Augen mit einem mehr oder weniger guten Verlauf sind gesellschaftsfähige und lang diskutierte Gespräche auf der Straße, in Vereinen und im Freundes- und Verwandtenkreis.
Neuerdings sind selbst Krebserkrankungen nicht mehr tabu. „Montezumas Rache", also ein Durchfall im Urlaub, wird oft ausgiebig geschildert, jeder kann mit einem ähnli-

chen Erlebnis beitragen, und darüber wird viel gelacht. Schon bei Blasenentzündungen beginnt es, dass nur noch mit guten Freunden darüber gesprochen wird. Prostataprobleme oder gar die Prostataoperation werden nur ganz selten angesprochen und eine Inkontinenz, nein darüber spricht man nicht, noch nicht mal bei Freunden. Selbst in der Familie übt man vornehme Zurückhaltung. Dies sind nur ein paar Beispiele, es gibt noch viele, die ich nicht alle aufzählen will. Wenn ein paar Ältere zusammenstehen, wird doch häufig über sonstige, mehr oder weniger gut verlaufene Operationen gesprochen – nur nicht über Inkontinenz.

Beurteilung des Inkontinenzgrades

Inkontinenz ist die mangelnde Fähigkeit des Körpers, den Blaseninhalt zu speichern und den Zeitpunkt der Entleerung selbst sicher zu bestimmen. So lautet die offizielle Definition. Was tatsächlich dahintersteckt, kann ein Außenstehender kaum nachvollziehen. Die Erklärung hört sich recht gut an, aber wenn ein erwachsener Mensch nicht mehr Herr über seinen Schließmuskel ist, weil er den Dienst verweigert, so ist das eine entwürdigende Situation. Zudem steht hinter jedem inkontinenten Mann ein persönliches Schicksal, bei dem die Frau und Familie mit leidet.

Nun erhebt sich die Frage: Wer beurteilt eigentlich den Grad der Inkontinenz? Dieser kann von den beurteilenden Ärzten natürlich unterschiedlich ausgelegt werden. Der Operateur wird hier sicher einen etwas anderen Maßstab anlegen, als ein Arzt, der an dieser Prostatektomie nicht beteiligt war. Zudem ist der Betroffene selbst häufig nicht objektiv genug. Er müsste über einen gewissen Zeitraum ein ehrliches Miktionsprotokoll führen und eine offene Antwort geben. Dies geschieht leider aufgrund anerzogener Scham meistens nicht, oder er hat schon resigniert. Es gibt zudem verschiedene Arten der Inkontinenz.

Belastungsinkontinenz (früher Stressinkontinenz)

Beim Lachen, Husten, Niesen, Hüpfen oder Heben von schweren Gegenständen sowie bei ganz normalen körperlichen Anstrengungen können einige Tropfen oder aber auch oft ein ganzer Schwall Urin unkontrolliert austreten. Dies ist die häufigste Form und betrifft außer Frauen auch Männer nach traumatischen Störungen und Unfällen, meistens jedoch nach Prostatektomie. Bei Belastungsinkontinenz werden derzeit drei klinische Schweregrade unterschieden:

- Grad I: Harnverlust bei Husten, Pressen, Niesen und schwerem Heben
- Grad II: Harnverlust beim Gehen, Bewegen und Aufstehen

- Grad III: Harnverlust schon in Ruhe, ohne Belastung, nicht jedoch im Liegen

Die aktuelle Einteilung der Inkontinenz nach Schweregraden ist nach dem heutigen Stand eigentlich völlig unzureichend und schon längst überholungsbedürftig. Es ist mir unerklärlich, dass sich die schon mehrfach vorgeschlagene, wesentlich aussagekräftigere Einteilung des Urinverlustes nach Gewicht oder Millilitern noch nicht allgemein durchgesetzt hat. Leider fragen Fachleute oft nur nach der Anzahl der Vorlagen.

Dranginkontinenz

Diese bezeichnet einen unerwarteten, überfallartigen Harndrang. Der Betroffene kann dagegen kaum etwas tun, denn der Blasenmuskel wird zusammengezogen und der Urin geht in einem Schwall ab. Das kann auch bei Prostataoperierten auftreten, die ansonsten kontinent sind.

Überlaufinkontinenz

Die Blase kann nicht vollständig entleert werden (Harnsperre) und der Urin tropft unkontrolliert aus der überfüllten Blase.

Extraurethrale Inkontinenz

Bei dieser Inkontinenzform geht der Urin nicht durch die Harnröhre, sondern durch eine „falsche Öffnung“ ab.

Dies kann nach Bestrahlung oder Operationen auftreten, ist beim Mann aber selten.

Mischinkontinenz

Dabei handelt es sich um eine Mischung aus Belastungs- und Dranginkontinenz.

Selbstversuch

Wenn Sie sich einmal vertraut machen wollen, wie es ist, wenn man sich mit einer Vorlage tagsüber bewegt, rate ich zu einem Selbstversuch. So wie Dr. Max von Pettenkofer, der 1854 einen Versuch mit Cholerabakterien unternahm und dabei seine Gesundheit aufs Spiel setzte. Das brauchen Sie nun aber nicht, nehmen Sie einfach eine Vorlage, wie in Kapitel 13 beschrieben, und füllen sie diese mit circa 100 Gramm Wasser. Legen Sie die Vorlage anschließend in den Slip und gehen Sie damit etwa eine Stunde spazieren. Jetzt haben Sie eine Vorstellung, was ich so schon viele Jahre mitmache.

Es kommt auf die Menge an

Ich kenne zwei Leidensgenossen, die seit der OP ihren gesamten Urin verlieren, das sind rund zwei Liter am Tag! Können Sie sich vorstellen, was das bedeutet? Eigentlich kann man das auf die Dauer nicht mehr mit Vorlagen

auffangen, da muss man sich in seiner Verzweiflung für den Dauergebrauch etwas einfallen lassen, denn dieser Zustand ist unerträglich. In ihrer Not greifen viele Betroffene zu einem Beinbeutel. Nun muss aber der Urin erst mal aus der Harnröhre über den Penis in den Beutel fließen. Das kann über einen Katheter geschehen oder aber über ein Urinalkondom. Bei einem Dauerkatheter können Entzündungen auftreten, das Urinalkondom ist ebenfalls nicht ganz unproblematisch. Wenn jemand wirklich zu den Bedauernswerten gehört, die fast alles verlieren, müssen die verschiedenen Möglichkeiten in Ruhe erst einmal ausprobiert werden. Es kommt dabei auf den Betroffenen an, wie sehr ihn die Inkontinenz belastet. Manche leiden sehr darunter, andere sehen sie mit einer gewissen Gelassenheit oder haben sich damit abgefunden.
Zu Beginn der Inkontinenz sollte man ein Miktionsprotokoll über einen längeren Zeitraum führen. Anhand dieses Protokolls kann sich der Arzt, besonders aber auch geschulte Physiotherapeut(inn)en ein Bild über den derzeitigen Zustand machen. Danach wird eine entsprechende Therapie festgelegt. Muster von Miktionsprotokollen finden Sie im Anhang 5.

Hilfsmittel

- Vorlagen oder Pants nutzen
- Urin in einem Beutel auffangen (mit Kondom oder Dauerkatheter)

- Penisklemme oder Penisband verwenden
- Bauchdeckenkatheter (Stoma)

Vorlagen

Es gibt verschiedene Formen und Größen. Im Kapitel 13 und 14 habe ich dies ausführlich erklärt. Diese Hilfsmittel sollen dabei wirklich nur Hilfsmittel sein. Man sollte nie in seinen Bemühungen nachlassen, ständig durch geeignete Therapien wie Beckenbodengymnastik und andere seine Inkontinenz zu verringern.

Pants

Dies sind Inkontinenzhosen, die eine größere Menge auffangen können. Gleich nach der Prostatektomie habe ich mir eine gekauft. Ich wurde schlecht beraten, hatte auch keine Ahnung von Hilfsmitteln. Es war ein Material, das keinen Luftaustausch zuließ, ständig vernehmlich raschelte, und ich schwitzte in dieser Hose sehr stark. Inzwischen habe ich viele Exemplare von verschiedenen Herstellern ausprobiert. Ergebnis: Im Tragekomfort gibt es hier große Unterschiede, aber das ist von Mensch zu Mensch verschieden, hier muss Man(n) selbst ausprobieren. Allerdings habe ich mit Pants generell meine Schwierigkeiten, weil Gewicht und Stoff der Pants im unteren Bereich für mich unangenehm sind. Ich habe auch noch nie im Winter gerne lange Unterhosen getragen, auch das ist für mich unangenehm.

Tipp: Fordern Sie bei einer Firma, welche Inkontinenzprodukte herstellt, unverbindlich und kostenlos Probeexemplare an. Dann können Sie in Ruhe kritisch Qualität und Preise vergleichen, wobei das Tragegefühl eine entscheidende Rolle spielt.

Urinalkondome

Die Benutzung eines solchen Urinalkondoms, auch Kondomurinal genannt, ist leider nicht so freud- und lustvoll wie früher die Benutzung eines „normalen" Kondoms. Das Urinalkondom dient zum Auffangen und Ableiten des Urins in einen Urinbeutel, meist ein Beinbeutel, der bis zu einem Liter fasst. Also hängt am Bein des Betroffenen mindestens ein halbes Kilo Gewicht. Das Urinalkondom wird über den Penis gerollt und mit einem Kleber befestigt. Möglich sind: Hautkleber, Klebebänder und selbstklebende Urinalkondome. Das Material ist meistens Latex oder Silikon und kann Hautreizungen und Entzündungen verursachen. Näheres dazu finden Sie im Kapitel 19.

Katheter

Hier gibt es den transurethralen (durch die Harnröhre) und den suprapubischen Katheder (durch die Bauchdecke). Manche – meist total – Inkontinente lassen sich solch einen Katheter auf Dauer legen. Hier kann es zu

Entzündungen und Infekten kommen, denn bei ungenügender Hygiene gibt es oft Schwierigkeiten. Wenn jetzt manche Urologen sagen: „Der hat ja keine Ahnung", haben sie recht; aber ich kann von mehreren Betroffenen berichten, die dadurch große Probleme bekamen (siehe Kapitel 19). Der Schließmuskel wird nicht mehr gefordert und erlahmt.

Penisklemme

Manchmal sagen Freunde zu mir: „Kannst du da unten nicht einfach zubinden?" Im Prinzip ja, könnte man mit Radio Eriwan sagen, mit einer Penisklemme. Diese wird in der Urologie verwendet, um den unkontrollierten Rückfluss von Medikamenten aus der Harnröhre zu verhindern oder auch (kurzfristig) eine Harninkontinenz zu vermeiden. Es ist eine meist aus Metall gefertigte Klemme, für den täglichen Gebrauch eines gehfähigen Mannes nicht unbedingt geeignet, da sie durch das starre Material in der Unterhose nicht sehr bequem zu tragen ist.
Mein Operateur wollte mir kurz nach der Prostatektomie bereits eine Penisklemme verschreiben, um einen Konzertbesuch „trocken" zu überstehen. Der Gebrauch ist wie folgt: Die Klemme wird an den beiden Plättchen mit Daumen und Zeigefinger zusammengedrückt, dadurch öffnet sich die Klemme und der Penis wird – je nach Einstellung – beim Loslassen zusammengedrückt. Aus der Praxis für die Praxis: Jetzt stellen Sie sich einmal vor, ich

sitze im Konzert und lausche den Melodien mit einer solchen Klemme am Penis! Das wäre doch sicher ergreifend, hier bräuchte man viel Humor! Im Internet finden Sie in einschlägigen Angeboten einen Beitrag, in welchem der Missbrauch bei sexuellen Praktiken beschrieben wird. In Spezialgeschäften wird die Penisklemme ebenfalls für Sexspiele angeboten. Es gibt aber auch eine anders konstruierte Penisklemme, die mit Schaumstoff ausgepolstert ist und an der Unterseite für die Harnröhre eine Verstärkung hat. Seit einigen Wochen benütze ich eine solche Klemme bei Spaziergängen, Wanderungen und gesellschaftlichen Veranstaltungen. Sorgfältig angelegt bleibe ich trocken und kann mich unbeschwert bewegen. Allerdings ist der Verschluss aus Metall und daher etwas unangenehm. Ich kenne mehrere Betroffene, die vollkommen inkontinent sind und tagsüber ständig diese Klemme tragen. Sie wollen sich keinen künstlichen Sphinkter einpflanzen lassen, lieber nehmen sie das in Kauf! Ich habe mit einer Firma Verbindung aufgenommen, wir wollen einen neuartigen „Penisclip“ mit weichem Verschluss konstruieren und geschützt als Gebrauchsmuster im Laufe des Jahres auf den Markt bringen.

Tipp: Für Betroffene, die viel Harn verlieren und keinen künstlichen Sphinkter wollen. Dieser „Penisclip nach PABO" ist von Inkontinenten entwickelt, erprobt und getestet, informieren Sie sich.
Man erspart sich auch, ständig viele Vorlagen mitzuführen, eine genügt für viele Stunden.

Penisband (nach Sachse)

Eigentlich bindet man hier den Penis ab, aber ganz so schlimm ist es nicht, denn dieses Band funktioniert wie folgt: Das gepolsterte Stoffband wird mit der verstärkten Stelle unten an der Harnröhre um den Penis gelegt und dann mit einem Klettband zugezogen. Durch das Zudrücken der Harnröhre wird die Harnröhre verschlossen und der Abfluss verhindert. Man(n) muss die Zugkraft sehr genau dosieren, sonst wird der Penis abgebunden und es ergibt sich ein Blutstau, weshalb bald wieder gelockert werden muss! Wird das Band zu locker angelegt, läuft der Urin weiter aus der Harnröhre. Die korrekte Handhabung sollte geübt werden. Ich kenne mehrere Betroffene, die bei Wanderungen und anderen Gelegenheit das Band erfolgreich benutzen. Es wird nicht mehr hergestellt.

Tipp: Wenn Sie trotzdem noch so ein Band auftreiben, mit viel Fingerspitzengefühl angelegt, ist das Band für einige Stunden durchaus brauchbar, besonders bei Wanderungen. Zu einem Preis von circa 20 Euro kann man es schon mal erproben. Ein Bastler kann es aus Stoff selbst herstellen.
Das ist besser, als mit einem Schnürsenkel den Penis abzuschnüren, das wäre gefährlich!

Einige Behandlungsmethoden

- Defluxunterspritzung
- Silicon Ballons
- Schlinge zum Anheben
- Körpereigene Muskelzellen
- künstlicher Schließmuskel (Sphinkter)

Unterspritzung (Defluxunterspritzung)

Hier die Kurzerklärung – nur für Laien gedacht. Fachleute bitte nicht weiterlesen, es wird nur grob geschildert:
Bei der Harnblasenspiegelung wird eine submuskulöse Unterspritzung mit diversen Materialien durchgeführt. Hiermit sollen Narben oder ähnliches abgedichtet werden. Ich stelle mir das vor wie ein Dichtungsring an Wasserleitungen, der mit Hanf zusammen Schraubverbindungen abdichtet. Nebeneffekt war bei mir, dass ich am nächsten Tag fast vollkommen trocken war. Allerdings lag das da-

ran, dass Harnröhre und Blasenhals durch die Reizung angeschwollen waren. Das Urinieren war schmerzhaft, ich musste zehn Tage auf weicher Unterlage sitzen. Ein Erfolg war leider nicht zu verzeichnen.

Schlingensysteme

Bis vor Kurzem gab es Schlingensysteme eigentlich nur für Frauen (TVT- Band), weil die Inkontinenz ursprünglich fast nur bei Frauen behandelt wurde. Beim Mann ist seit den vielen Prostataoperationen die Inkontinenzrate sprunghaft angestiegen. Neuerdings gibt es jetzt auch für Männer verschiedene Schlingensysteme. Hier wird ein Band implantiert und dadurch die Harnröhre angehoben. Der Schließmuskel wird hierdurch in seiner Funktion unterstützt. Es gibt auch verstellbare Bänder, die nachjustiert werden können – also überlegenswert.

Tipp: Informieren Sie sich ausführlich über die verschiedenen Systeme. Im Internet findet man unter www.klinikfinder.de Häuser, in denen diese Methoden angeboten werden. Erkundigen Sie sich aber genau, wie viele Behandlungen dort durchgeführt wurden und ob bereits verlässliche Langzeitergebnisse vorliegen, bitte nichts überstürzen!

Körpereigene Muskelzellen

Das Verfahren wurde an einer Universitätsklinik erprobt, allerdings wird es dort nicht mehr durchgeführt. In Deutschland gibt es noch ein Krankenhaus, wo dieses ausgeführt wird, allerdings noch in der Versuchsphase.

Künstlicher Sphinkter (Schließmuskel)

Für viele Inkontinente, deren Schließmuskel stark verletzt ist und nicht mehr funktioniert, ist es oftmals der letzte Ausweg. Wer nach einer Operation den gesamten Urin Tag und Nacht verliert und alle möglichen und fast unmöglichen Therapien und Hilfsmittel ohne jeglichen Erfolg durchprobiert hat, ist schon sehr verzweifelt. In diesem Fall fehlt jegliche Lebensqualität. Jede Nacht wird zur Katastrophe. Dann erwägt man als letzte Möglichkeit einen künstlichen Schließmuskel. Will man Wasser lassen, wird ein Schalter im Hodensack betätigt, der Urin fließt und anschließend kann durch den Schalter der Urinfluss wieder gestoppt werden. Hier gibt es verschiedene Hersteller und Modelle. Dadurch ist die Handhabung natürlich unterschiedlich. Das Prinzip ist aber in etwa gleich. Zumindest vollkommen inkontinente Männer können damit auf jeden Fall wieder Lebensqualität zurückgewinnen.

Tipp: Diese schwierige Operation soll gut überlegt und in einer Klinik ausgeführt werden, wo viele solcher Transplantationen durchgeführt werden. Ein Risiko ist dabei, dass es zu Infektionen kommen kann und alles wieder rückoperiert werden muss.

Aus eigener Erfahrung kann ich dazu glücklicherweise nichts sagen, weil ich es nicht am eigenen Leib erlebt habe. Ich persönlich werde mich nach dem Stand meiner jetzigen Situation nicht zu dieser Operation entschließen, weil mir das Risiko zu groß ist! Das ist aber meine ganz persönliche Einstellung! Ich kenne einige Männer, welche sich dieser Operation unterzogen haben und damit ganz gut zurechtkommen.
Zum Abschluss muss ich nochmals erwähnen, dass sich die verschiedenen Möglichkeiten in der Theorie recht gut anhören, so wie eine Reparatur am Auto. In der Praxis, wenn man die einzelnen Hilfsmittel am eigenen Leib erlebt, oder von anderen detailliert geschildert bekommt, sieht das allerdings für die Betroffenen völlig anders aus. Die Probleme des Beinbeutels wurden kurz geschildert. Penisklemme und Penisband sind für den Dauergebrauch nur bedingt geeignet. Der künstliche Sphinkter oder Bauchdeckenkatheter sind die nächste und fast letzte Möglichkeit, um halbwegs vernünftig trocken zu leben.

Kapitel 7

Wie es mir erging

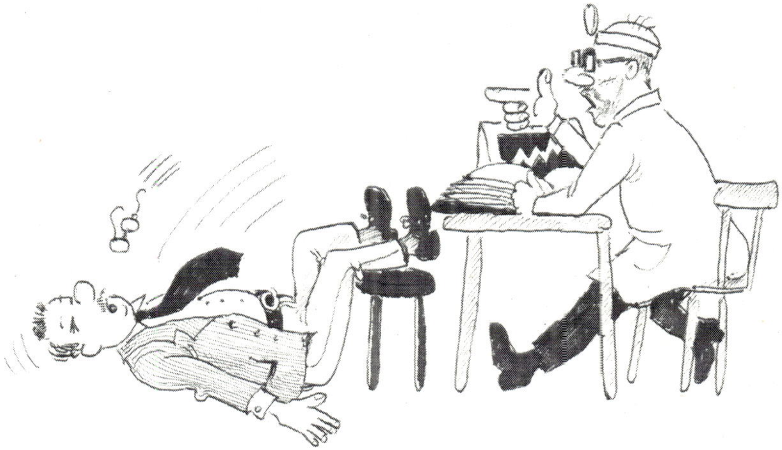

« Quidquid agis, prudenta agas et respice finem!
Was immer du tust, handle umsichtig und denke an das Ende!"

Diagnose Prostatakrebs

Diese Diagnose haut einen um! Aber der Reihe nach: Ich hatte keinerlei Probleme, war kerngesund, nahm keinerlei Medikamente und brauche auch jetzt immer noch keine!
Wandern, Joggen, Skilanglauf, Radfahren, Gymnastik und Tanzen, jede Art von Bewegung konnte ich ausführen, danach relaxen und viel trinken. Für einen echten Pfälzer gehört Wein zum täglichen Leben. Also ein paar Gläschen Wein am Abend – das war für mich vor der OP kein Problem! Nun habe ich den Weingenuss erheblich reduziert, denn sonst geht viel unkontrolliert in die Hose (Näheres über Inkontinenz und Alkohol im Kapitel 15). Somit lebe ich noch gesundheitsbewusster. Wobei ich bezweifle, ob ein, zwei Glas Wein gesundheitsschädlich sind. Weingenuss soll bekanntlich die Gesundheit fördern. Andere trinken ein bis zwei „Halbe" Bier oder Weißbier, auch das soll gut und gesund sein für die Nieren. Sie sehen, ich sehe nicht alles so verkniffen, denn auch das gehört zum Leben.
Warum ging ich eigentlich zur Früherkennung? Nur weil viele Freunde immer wieder sagten: „Du musst mal zur Vorsorge" (falscher Begriff, denn es ist eine Früherken-

nung), habe ich mich entschlossen, zu einer urologischen Untersuchung zu gehen.

Erste Urologische Untersuchung

Ich ging dann gleich zum „Schmied“ und nicht zum „Schmiedchen“, das heißt in eine Klinik mit Urologischer Abteilung, die hier im Allgäu einen guten Ruf hat. Der freundliche und sympathische Arzt unterhielt sich mit mir, dann folgten die üblichen urologischen Kontrollen: Blutentnahme, rektale Tastuntersuchung (Hafenrundfahrt genannt), Sonografie der Prostata und so weiter. Ergebnis: Eigentlich alles in Ordnung. Der Arzt hatte auf der einen Seite etwas erspürt und sagte: „Ich habe etwas entdeckt, es ist sicher nicht schlimm. Wenn das Ergebnis da ist, melde ich mich bei Ihnen!“

Einige Tage später rief Dr. X an und teilte mir mit, dass mein PSA-Wert bei 9,6 Nanogramm liegt. Er empfahl dringend eine Biopsie (eine Gewebsentnahme in der Prostata). Einige Tage danach wurde diese in der Praxis durchgeführt. Die Untersuchung war zwar nicht sehr angenehm, aber ich empfand sie auch nicht besonders schmerzhaft, wie es häufig dargestellt wird. Der Arzt sagte, dass er anrufen werde, wenn das Ergebnis vorliegt.

Sie haben etwas Krebs

Der Anruf von Dr. X war für mich nicht sehr lustig, aber ich weiß noch genau, was er sagte, denn es steht noch heute in meinem Kalender. Ich saß gerade am Schreibtisch, als er wörtlich sagte: „Sie haben etwas Krebs!“ Dieser Satz traf mich wie ein Keulenschlag. Heute denke ich ganz anders darüber, denn dies war vergleichbar mit: „Sie sind etwas schwanger.“

Einige Tage später war ich beim Urologen in der Sprechstunde. Nun erfolgte ein ausführliches Gespräch. Er sagte, dass es im Prinzip drei Möglichkeiten zur Behandlung gebe: Operation, Bestrahlung oder Medikamente. Er erklärte mir die Vor- und Nachteile der Therapien wie folgt: „Für Medikamente, da sind Sie zu jung. Bestrahlung, da müssen Sie fünf Wochen lang täglich 30 Kilometer in eine Klinik fahren. Am besten ist die Operation, dann sind Sie die nächsten zehn Jahre krebsfrei.“ Auf meine schüchterne Frage: „Möglichkeit 4 wäre doch, im Moment nichts zu unternehmen“, war die Antwort, dass ich das lieber nicht riskieren solle. Plötzlich fragte Dr. X: „Hatten Sie da unten schon mal eine Operation?“ Ich überlegte und dann fiel mir ein, dass ich fünf Jahre vorher einen Leistenbruch hatte, der endoskopisch operiert wurde (Näheres im Kapitel 1). Meine Frage, ob das eine Bedeutung habe, beantwortete Dr. X mit den Worten: „Nein, nein, kein Problem, das bekommen wir schon hin!“ Hat man aber nicht, denn sonst wäre ich nicht inkontinent.

Inkontinenz war kein Thema

Dann fuhr er beruhigend fort: „Die Inkontinenzrate liegt im Durchschnitt allgemein bei circa drei bis fünf Prozent, in unserer Klinik aber noch erheblich darunter." Und danach: „Bei Ihrer guten Kondition und Konstitution brauchen Sie nichts zu befürchten!"

Heute weiß ich, dass diese Aussage – gelinde gesagt – nicht korrekt war, denn eine gute körperliche Verfassung trägt zum Überstehen einer solchen OP bei, kann aber eine mögliche Inkontinenz keinesfalls verhindern! Als ich nach einem OP-Termin fragte, meinte Dr. X: „Es eilt nicht, aber Sie sollten es nicht auf die lange Bank schieben!"

Der OP-Termin wurde auf den 21. Juli vereinbart. Ich dachte jetzt ständig an die bevorstehende Operation. Mir fiel ein, dass mein Vater vor etwa fünfzig Jahren im „unteren Bereich" eine OP hatte, aber was damals operiert wurde, davon hat man in der damaligen Zeit nicht gesprochen. Zudem lag meine Schwester mit Rückenmarkkrebs im Krankenhaus und mein Schwiegersohn war ebenfalls wegen Mund- oder Kieferkrebs in Behandlung. Da machte ich mir schon Gedanken und ich wusste nicht so recht, wie ich mich verhalten sollte. Es war also ein Aufeinandertreffen verschiedener ungünstigen Umstände.

Ich machte mir jedoch keine großen Gedanken über Inkontinenz, denn ich bin ein Optimist. Zwei Wochen vor dem OP-Termin unternahm ich noch eine Busreise ins

Elsass mit unserem Verein. Die Reise hatte ich mitorganisiert und so war ich sehr beschäftigt. Ich verschwendete eigentlich nur wenig Gedanken an die OP, ganz genau kann ich es heute nicht mehr sagen, aber es hat mich im Prinzip nicht belastet. Einige Kameraden sagten mir, dass ich ganz cool wirken würde. Das war nicht mal geschauspielert, ich hatte vorher tatsächlich keinerlei Bedenken. Der Grund dafür war, dass Dr. X eine Inkontinenz bagatellisierte und eigentlich nicht weiter darauf einging. So war das Thema Inkontinenz für mich nicht existent. Daher ging ich mit meinem gesunden Optimismus und gut gelaunt in das Krankenhaus zur Operation.

Tipp: Wenn Sie sich wirklich zu einer Prostatektomie entschließen sollten, rate ich dringend, vor dieser Operation zu einem Beckenbodentraining. Dadurch lernt man schon vor der OP seinen Beckenboden kennen. Es gibt hier bestimmte Präventivkurse bei ausgebildeten Therapeut(inn)en, wodurch man sich schon auf Beckenbodentraining vorbereiten kann. Die Kosten werden sogar von fast allen Kassen übernommen. Aber das sagt einem leider niemand vorher.

Übertherapie?

Nun sollte man beachten: Wenn bei der Untersuchung ein erhöhter PSA-Wert festgestellt wurde, erfolgt meistens eine Reihe von weiteren Untersuchungen. Diesen kann man sich eigentlich nicht mehr entziehen. Häufig wird schnell eine Biopsie durchgeführt. Wird dann ein Karzinom entdeckt, hat der Patient oft nicht lange Zeit zum Überlegen, ob die folgenden Therapien tatsächlich immer notwendig sind (Beispiele in Kapitel 19).

Häufig besteht auch die Gefahr einer Übertherapie bei Prostatakrebs. Selbst Experten sind sich bisher nicht darüber einig, ob die derzeit zur Verfügung stehenden Verfahren zur Früherkennung für Männer von Nutzen sind oder ob der mögliche Schaden überwiegt. Man weiß nicht sicher, wie viele der früh erkannten und schonend behandelten Tumore, die noch nicht durch Krankheitszeichen auffallen, überhaupt behandlungsbedürftig sind, das heißt wie viele Männer gänzlich unnötig operiert oder bestrahlt werden, weil bei ihnen der Tumor in der Prostata auch ohne Behandlung zu Lebzeiten nie zum Problem geworden wäre (Ausführlich in Anhang 2, PSA-Entscheidungshilfe). Dem Betroffenen selbst fehlt jedoch meist das Fachwissen, zudem will Man(n), wie ich schon eingangs erwähnte, die ganze Geschichte bald hinter sich haben und macht eigentlich wie in einem bösen Traum alles mit. Es ist so, als wenn mitten im Hochsommer die Gefriertruhe ihren Geist aufgibt, da kauft man schnell einen Ersatz. Bei diesen urologischen Problemen eilt es nicht, deshalb hier noch einmal mein persönlicher Tipp:

Tipp: Lassen Sie sich Zeit und überstürzen Sie nichts. Prostatakrebs ist ein sehr langsam wachsender Krebs, Sie sollten sich erst einmal schlau machen. Klären Sie zunächst alle Fragen, dann wägen Sie ab, was Sie weiter unternehmen wollen (siehe Arztgespräch in Kapitel 3).
Ab 70 Jahren aufwärts sollte Man(n) im Prinzip nichts mehr im urologischen Bereich untersuchen lassen. Wenn Sie die bisherigen Kapitel sorgfältig gelesen haben, wissen Sie, dass in diesem Alter der Krebs so langsam wächst, dass Man(n) eigentlich an anderen Krankheiten vorher stirbt.

Kapitel 8

Im Krankenhaus

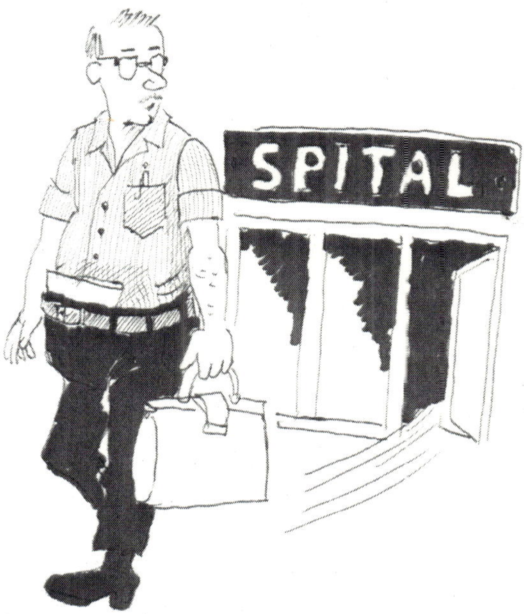

„Die medizinische Forschung hat so enorme Fortschritte gemacht, dass es überhaupt keine gesunden Menschen mehr gibt!"
Aldous Leonard Huxley

Einweisung

An einem Sonntag musste ich ins Krankenhaus einrücken. Das war eigentlich seltsam, denn die Operation war für Dienstag geplant. Meine Frau monierte das und ich war – wie so oft – doch recht naiv und dachte: Na, das wird schon seine Richtigkeit haben! Aber an diesem Sonntag geschah überhaupt nichts, ich ging daraufhin einfach spazieren und wurde auch nicht vermisst. Am Montag war außer allgemeinen Gesprächen mit anderen Patienten wieder nichts los, erst am späten Nachmittag war ein erstes Vorgespräch, und am Abend wurde ich auf die OP vorbereitet. Jetzt frage ich mich im Nachhinein, ob das frühe Erscheinen am Sonntag medizinisch notwendig war. Es hätte gereicht, wenn ich am Montag angereist wäre. Jedenfalls bin ich jetzt der Meinung, dass es vielleicht dem Krankenhaus einige Euros mehr gebracht hat. Zumal es damals noch keine Operationspauschale gab, sondern nach Tagen des Aufenthalts im Krankenhaus abgerechnet wurde (ich bin Privatpatient). Jetzt könnte ich noch ketzerisch sagen: Privatpatienten leben gefährlich, denn die sind eine gute Einnahmequelle mit Berechnung des 2,3-fachen

Gebührensatzes. Aber das ist ein ganz anderes Thema, das ich hier sicher nicht klären werde.

Nach der Operation

Am Dienstag war dann die Operation und ich verbrachte die erste Nacht in der Aufwachstation. Am nächsten Tag ging es mir eigentlich recht gut, obwohl alles ungewohnt war. Besonders der Katheter in der Harnröhre war sehr unangenehm. Das störte mich auch an den weiteren Tagen, trotzdem war ich im Prinzip gut drauf, unternahm im Wald kleine und dann immer größere Spaziergänge. Erst jetzt wurde mir richtig bewusst, wie unangenehm so ein Katheter ist.
Es wird auch immer so locker davon gesprochen, dass man einen Katheter setzen muss, aber das ist – für mich jedenfalls – eine unbeschreibliche Situation, wenn dann im Hosenbein noch der dazugehörige Beinbeutel hängt. Diesen habe ich dann immer, so alle halbe Stunde, irgendwo an einer unbeobachteten Stelle entleert. Für mich ist das nichts, ich bedauere zutiefst die Menschen, welche zu einem Dauerkatheter verurteilt sind (mehr zum Thema im Kapitel 19).

Erste Erfahrungen mit Vorlagen

In dem Krankenhaus, in welchem ich operiert wurde, verwendete man die billigsten Vorlagen, die keine Saugkraft haben und den Urin gleich durchlaufen lassen. Diese sind für Inkontinenz wirklich nicht geeignet. Aber den Krankenhäusern ist das egal, man will hier sparen und die Patienten verlassen schließlich bald das Krankenhaus. Schon nach wenigen Minuten lief die Vorlage voll und der frische Schlafanzug war auch gleich nass.

Kurz nachdem ich alles gewechselt und die Hälfte eines kleinen Rundgangs ums Krankenhaus zurückgelegt hatte, waren Vorlage, Slip und Trainingshose erneut vollkommen nass. Aufgrund der günstigen dunklen Farbe sah man nicht viel, und so schlich ich mich ins Zimmer zurück und begann erst einmal zu überlegen, wie man das am besten macht. Im Zimmer war zu diesem Zeitpunkt niemand, den ich hätte fragen können. Ich bin nun wirklich nicht kontaktscheu, aber einfach auf den Flur gehen und jemand fragen: „Sind Sie auch nass?“, oder: „Pinkeln Sie auch in die Hosen?“, das wäre doch ein wenig blöd. Vielleicht hätte derjenige ein ganz anderes Problem und denkt, ich bin im Oberstübchen nicht ganz dicht. Was eigentlich stimmte, in einem Stübchen war ich nicht dicht, allerdings im Unterstübchen! Nun erlernte ich im Selbst-ist-der-Mann-Verfahren eine Prozedur, die ich im Laufe der Zeit perfektionierte:

Schuhe aus, Hose runter, Slip aus, Vorlage weg, mit Waschlappen säubern, abtrocknen, neue Vorlage rein, frischen Slip und andere, trockene Hose an, Schuhe an

und Hände waschen. Nennen wir das in Zukunft „Rakete“, nach dem Kölner Karneval (siehe Kapitel 14).
Nachdem der Katheter zwei Wochen nach der OP entfernt worden war, tropfte meine Wasserleitung unaufhörlich. Da ich überhaupt nicht darauf vorbereitet war, hatte ich nasse Schlafanzüge, Trainingsanzüge und Slips in allen Variationen. Mit dem Mut der Verzweiflung stopfte ich mir Vorlagen in den Slip, aber ich kam mit dem Wechseln der Vorlagen nicht nach. Bei diesen Vorlagen kam der Urin wie er reinlief – leicht gefiltert – vorne gleich wieder heraus. Ich dachte an die abgewandelte VW-Werbung der Sechzigerjahre: „Es läuft und läuft und läuft!“
Meine Schlafanzughose war in wenigen Minuten unten rum vollkommen nass, ich zog meinen Bademantel darüber und ging erst einmal in das Schwesternzimmer, das gegenüber lag. Die freundliche und hilfsbereite Schwester gab mir gleich wieder eine Portion Vorlagen. Die nasse Schlafanzughose zog ich aus und stopfte eine Vorlage in die frische Schlafanzughose. Ich hatte doch keine Ahnung, wie das eigentlich funktioniert. Weil die Hose sehr locker saß, hatte logischerweise die Vorlage keinen Halt und rutschte erst mal das Hosenbein runter. Hätte ich mir eigentlich denken können, aber man muss erst einmal viel lernen, wenn die Hose nass ist.

Tipp: Vor einer solchen Operation sollte man sich schlaumachen, wie ein Wechsel der Vorlage abläuft und welche Vorlagen es überhaupt gibt.

Leider wurde ich nicht in die Handhabung von Vorlagen eingewiesen, das lief so nebenher. Ich lernte das im Laufe der nächsten Tage in Form der Mund-zu-Mund-Propaganda.

Erste Beckenbodenübungen

Im Krankenhaus wurden dann gleich einige Beckenbodenübungen nach Anleitung einer Therapeutin durchgeführt. Der Weg dorthin war durch einen Kondensstreifen auf den letzten Metern gut nachzuvollziehen, denn es tropfte ununterbrochen. Ich entschuldigte mich bei der jungen Dame, die aber offensichtlich solche Situationen gewöhnt war. Jedenfalls war sie sehr großzügig und sagte nur, dass ich mir nichts dabei denken solle. Bei der zweiten Behandlung war ich schon besser darauf vorbereitet und nahm gleich zwei Ersatzvorlagen mit. Dafür hatte ich bei der Rückkehr von den Übungen, kurz vor meinem Zimmer einen Urinschub, sodass ich ins Zimmer huschte, erst einmal ausgiebig duschte und mich frisch anzog. Es war sehr neu für mich, dass ohne Ankündigung und ohne besonderen Anlass plötzlich ein kräftiger Schuss Urin aus der Harnröhre läuft. Das ist bis heute so geblieben. Ganz plötzlich läuft der Urin unaufhaltsam, da kann ich auch den Schließmuskel aktivieren, leider ohne Erfolg, ich kann das nicht stoppen.

Kapitel 9

Endlich wieder daheim

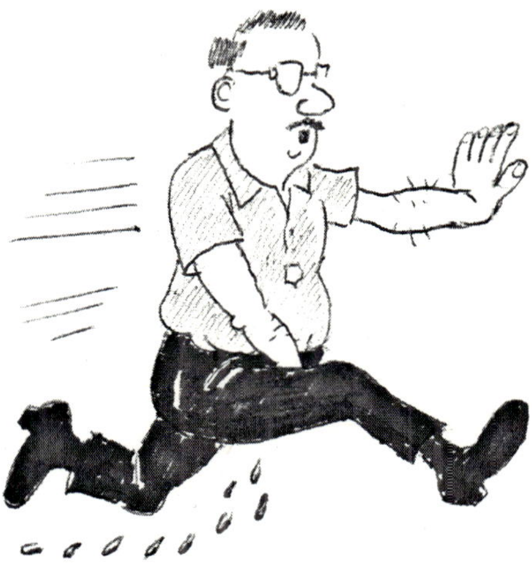

„Humor und Geduld sind Kamele,
mit denen wir durch jede Wüste kommen"
Phil Bosmans

Entlassung

An einem heißen Augusttag holte mich meine Frau ab. Das Krankenhaus liegt etwa 50 Kilometer von unserem Wohnort entfernt. Wir freuten uns beide sehr, dass der Krankenhausaufenthalt endlich vorbei war. Sie wollte meine Sporttasche tragen, aber ich bin schließlich ein starker Mann und lass mir von meiner Frau nichts tragen! Das war dann doch für meinen schwachen Schließmuskel wohl ein wenig zu viel, denn als wir am Parkplatz ankamen, hatte ich schon eine nasse Hose. Zum Glück war niemand in der Nähe und so konnte ich schnell zwischen den geparkten Autos Schuhe und dann die Hose ausziehen, Unterhose wechseln, die komische Vorlage in die Unterhose stopfen und eine frische Hose aus dem Gepäck fummeln. Man kann sich vorstellen, dass das eine blöde Situation war, sie erinnerte mich an Schmusesituationen in früher Jugend, nach dem Motto: „Pass auf, ich glaub, da kommt jemand!" Es war zwar genauso aufregend, nur nicht so amüsant wie damals.
Der heiße Sommer hatte den Vorteil, dass ich nur eine leichte Leinenhose trug. Wir fuhren dann gemütlich Richtung Heimat, doch schon nach knapp 20 Minuten spürte

ich, wie die Hose langsam nass wurde! Ich sagte zu meiner Frau, dass sie auf dem nächsten Parkplatz anhalten solle. Sie fragte mich: „Ist Dir schlecht?" Man muss wissen, dass ich kein guter Beifahrer bin, mir wird beim Autofahren schnell übel, nur wenn ich selbst fahre, braucht es überhaupt nichts. Bei dieser Frage bin ich aber ausgeflippt, denn es hat ja pressiert! Nicht dass ich pinkeln musste, nein, ich spürte meine nasse Hose, es war ja alles schon von selbst weggelaufen. Also war die Frage meiner Frau nicht unberechtigt. Als wir gleich danach anhielten, bemerkte ich die Bescherung.

Hose und Autositz waren nass, denn die „Billigvorlage" war vollgesogen und gab alles nach außen ab. Meine Frau meinte verständnisvoll: „Du wirst sehen, das gibt sich bald, es ist nur die Aufregung!"

Das war sicher gut gemeint, solche Bemerkungen musste ich mir in den nächsten Monaten noch oft anhören, nicht von meiner Frau, sondern von vielen Freunden und auch von anderen unbeteiligten Leuten (siehe Kapitel 14, „Ratschläge"). Es wäre zu schön gewesen, wenn es sich wirklich gegeben hätte! Zum Glück war niemand auf dem Parkplatz, also aussteigen, Schuhe aus, es waren leichte Slipper, schnell Hose und Unterhose aus, dann frische Unterhose an, Vorlage rein, die Hose mit einem Handtuch etwas trocken gerieben, dann noch ein Handtuch auf den Sitz gelegt – wird schon gut gehen! Puh, das war jetzt eine Prozedur! Genau als ich fertig war, kam ein Auto mit fröhlichen Urlaubern auf den Parkplatz – na, da hatte ich aber Glück, dass die nicht früher gekommen waren. Auf dem restlichen Heimweg drehte sich das Gespräch dauernd um das Thema: „Na, geht's noch, kommen wir noch heim?".

Vor der Haustüre

Endlich kamen wir in unsere Straße und vor dem Haus an und trafen beim Aussteigen gleich unsere netten Nachbarn, welche natürlich mit uns reden wollten. Das war nicht besonders gut, ich spürte schon, wie es zu tropfen begann und in der Hose sogar die Schenkel hinablief bis an die Knöchel – toll! Also habe ich mich verabschiedet und wollte, nach außen locker, aber total verkrampft, in den Flur und schnell nach oben. Von wegen schnell. Laufen Sie mal schnell, wenn die Hose nass ist! Daheim erst mal „Rakete 3" gemacht (siehe Kapitel 14, „Vorlagen wechseln").
Jetzt war ich wieder ein anderer Mensch und ging runter ans Auto, die restlichen Kleinigkeiten holen. Auf dem Weg zur Wohnung laufe ich einem anderen Nachbarn in die Quere. Während des kurzen Gesprächs spüre ich, o weh, es läuft schon wieder und sogar schon wieder die Hosenbeine entlang, peinlich! Ich habe mich schnell entschuldigt und bin dann wie der Blitz in die Wohnung. Nein, nicht wie der Blitz, sondern so wie ein Cowboy,

wenn er sich duelliert, „zwölf Uhr mittags“, die Beine langsam eines vor das andere setzend. In diesem neuen Schleichgang bin ich bis an die Wohnungstür. Meine Frau empfing mich völlig unwissend mit den Worten: „Hans hat angerufen, wir sollen nachher vorbeikommen.“ Ich hab erst mal nichts gesagt, sondern bin sofort schnell ins Bad rein, tief durchgeatmet und habe dann die gleiche Prozedur wie vor einer Viertelstunde absolviert. Ich schämte mich entsetzlich, auch vor mir selbst, und war dabei aber ganz hilflos. Da ist man ein kultivierter Mensch und nicht in der Lage das Wasser zu halten, die einfachste Angelegenheit der Welt.

Na ja, denke ich mir, das geht ja gut los, da habe ich nachher bei unseren Freunden einiges zu erzählen. Wir verabredeten, dass wir so gegen 19 Uhr bei ihnen wären. Also gingen wir rechtzeitig aus dem Haus, da gab es aber ein Problem: Der Urin tropfte unaufhörlich in die Vorlage. Vorsichtshalber hatte ich mir im Krankenhaus in einem unbeobachteten Augenblick ganz cool eine Portion dieser Vorlagen in meine Sporttasche gesteckt. War das jetzt Diebstahl oder Mundraub? Mundraub kann man es wohl nicht nennen, eher Toilettenraub oder Pipiauffangraub. Jetzt war ich froh, dass ich einige dabei hatte, aber die nützten nichts mehr. Wir wurden schnell wieder gestoppt: Nasse Hose, riesengroßer Fleck bis zu den Knien, alles gut zu sehen! Da es sich um die billigen Dinger aus

dem Krankenhaus handelte, geschah es mir recht, denn unrecht Gut gedeiht nicht!
Es war ein lauer Sommerabend, daher hatte ich zum Glück meine Leinenjacke dabei. Also diese lässig vor die Hose gehalten und zurückgeschlendert, wieder in die Wohnung und dann ging die Prozedur von Neuem los. Jetzt war im Bad schon eine kleine Ansammlung von Hosen und Slips zum Waschen. Übrigens müsste man eigentlich eine Art Wäsche- oder Unterhosengeld bekommen, denn der saubere Mann wechselt seine Unterhose täglich, der inkontinente meist mehrmals am Tag. Näheres können Sie im Kapitel 22 erfahren.

Der erste Abend mit Babywindeln

Zum Ausklang des Tages kamen unsere Freunde dann zu uns und hatten von ihrer Enkelin zwei Windeln dabei zur Probe. Das war erst mal eine lustige Angelegenheit, denn es waren Windeln, die viel zu klein waren. Auf der Packung stand 4 bis 6 Kilo, was mir eigentlich nichts sagte, oder passten da vielleicht 6 Kilo Urin rein? Unsere Freundin klärte mich auf, dass diese Windelhöschen für Babys von 4 bis 6 Kilogramm Gewicht geeignet seien! Wieder hatte ich was gelernt. Ich bin ja lernfähig und erfinderisch. Nun begutachtete ich eine Windelhose und schnitt sie in zwei gleich große Teile. Damit bin ich dann ins Bad gegangen. Dort war ich im ersten Moment unschlüssig, dann

aber habe ich einen frischen Slip geholt und die halbe Hosenwindel reingesteckt.
Danach ging ich zu den anderen ins Wohnzimmer und sagte ganz stolz: „Seht Ihr was? Die Windel hält ja die Feuchtigkeit zurück! Ich glaube, morgen gehe ich erst mal in den Drogeriemarkt und hole ein paar Windeln! Wir hatten jetzt ein interessantes Gesprächsthema und es wurden dabei die verrücktesten Ideen diskutiert. Am Ende einigten wir uns darauf, dass ich mich erst mal informieren sollte, ob es solche Windeln für erwachsene Männer gibt. Schließlich bin ich sicher nicht der Einzige, der nach einer Prostatektomie in die Hose pinkelt.
Ein erster Erfolg war schon zu verzeichnen, denn es lief nicht gleich in den Slip. Natürlich war es gewöhnungsbedürftig, aber ich merkte, dass es mit der halben Babywindel besser war als mit den einfachen Dingern vorher, und so habe ich den ersten Abend eigentlich ganz gut überstanden. Ganz bescheiden wird der Mensch, dachte ich mir; da freut man sich schon, dass man keine nasse Hose hat.
Das Gesprächsthema an diesem Abend drehte sich nur noch um Windeln und wo man die richtigen bekommt. Erst viele Monate später, als ich den großen Durchblick hatte, habe ich erfahren, dass es in vielen Familien das gleiche Problem gibt, nur mit dem Unterschied, dass man sich mit diesem Tabuthema sehr bedeckt hält. Die Erleb-

nisse der nächsten Tage, Wochen und Monate kann man in den folgenden Kapiteln nachlesen.

Tipp: Betroffene können sich hier schnell schlau machen und viel Zeit sparen, denn ich erkläre in Kapitel 13 und 14, welche Vorlagen es gibt und welche geeignet sind. Hier gibt es große Unterschiede, aber die Vorlagen sollte jeder für sich selbst testen.

Der erste Abend daheim war schon mit der Hoffnung gekrönt, dass es Vorlagen gibt, die einiges aufsaugen. Aber – da dies nur ein vorübergehender Zustand sein sollte, konnte ich beruhigt einschlafen.

Kapitel 10

Mann und Frau

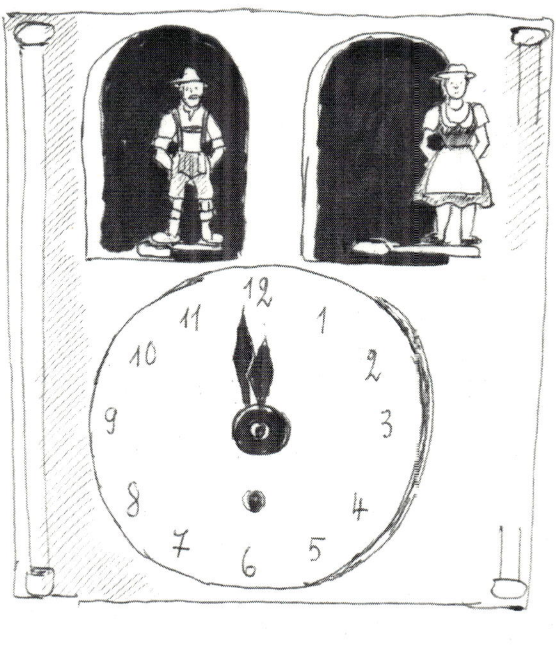

„Die Ahnung der Frau ist meistens zuverlässiger als das Wissen des Mannes“
Rudyard Kipling

Der kleine Unterschied

Wenn ich von Männern gefragt werde, wie es mir geht, kommt zunächst von mir die Rückfrage: „Wollen Sie es wirklich wissen?“ Wenn dies bejaht wird, habe ich keine Hemmungen zu sagen: „Mir geht es bestens, ich pinkele bloß in die Hose.“

Es ist dann immer sehr amüsant, die Reaktionen der Gesprächspartner zu beobachten. Da ist immer zunächst ein Erschrecken über das von mir Gesagte, und ich merke, wie mein Gegenüber fieberhaft überlegt, wie man das unangenehme Thema wechseln könnte. Ich mache mir dann einen Spaß daraus zu sagen, dass ich in der mitgeführten Tasche keine Akten, sondern Inkontinenzvorlagen dabei habe. Manchmal zeige ich auch eine Vorlage, um dem Gesprächspartner einen kleinen Schock zu versetzen. Ich weiß, dass dies hinterhältig ist, aber ich muss halt auch mal meinen Frust rauslassen! Dann erzähle ich denen, die es noch nicht wissen, dass ich nach meiner Prostata-OP undicht, also inkontinent bin und den Urin nicht halten kann. Es gibt sogar noch Menschen, die nicht wissen, was Inkontinenz ist. Beneidenswerte Menschen, denn sie sind trocken, diese Glücklichen! Man spricht landläufig von einer schwachen Blase. Genau genommen ist nicht die Blase schwach, sondern das Drumherum, Schließmuskel und Beckenboden. Die Reaktionen nach diesem Gespräch sind immer sehr amüsant, die einen versuchen es zu ignorieren, andere sagen dann: „Ja, das kenn ich, bei mir tröpfelt es auch nach!“ Danach erkläre ich, dass ein „Nachtröpfeln“ nicht mit Inkontinenzgrad „Stufe II“ verglichen werden kann; denn ob man am Tage so etwa ein Viertel bis einen Liter Urin (je nach Tätigkeit) unkontrolliert verliert oder ob es bloß nachtröpfelt, ist ein großer Unterschied! Dann kommt eine praktische Vorführung von mir.

Ich erkläre, dass ich beim Gehen in der Stunde 100 Milliliter Urin verliere, das ist pro Schritt oder Sekunde ein Tropfen, in zweieinhalb Stunden also etwa ein Viertelliter, bei längeren Wanderungen entsprechend mehr. Dies wird dann in der Vorlage aufgefangen. Jeder kann sich vorstellen, dass 250 Gramm in der Unterhose ein ganz schönes Gewicht sind. Danach ist häufig erst mal betretenes Schweigen, aber ich lockere das Gespräch auf mit den Worten: „Jetzt wisst ihr, warum ich immer so eine Tasche oder meinen Rucksack dabei habe, denn im Rucksack habe ich statt einer Brotzeit eine entsprechende Anzahl Vorlagen dabei, nach dem Motto: Deutschland nimmt ab!“ Danach wechsele ich meistens mit einem kleinen Witz das Thema, denn wir wollen doch nicht bloß über Krankheiten reden.

Beim Gespräch mit Frauen ist die Situation anders, die sagen sehr oft: „Stell dich nicht so an, wir haben das alle Monate, so schlimm ist das auch wieder nicht!“ Mit dem „kleinen“ Unterschied zwischen Mann und Frau muss man sich wirklich ernsthaft auseinandersetzen. Nun beginne ich in gelockerten Form mit den Worten: „Was ist eigentlich der Unterschied zwischen uns?“, zeige auf meine offene Handfläche und sage: „Das ist jetzt die Vorlage, und bei euch Frauen tropft es bei Inkontinenz aus der Harnröhre direkt in die Vorlage (siehe Zeichnung), ganz einfach – oder nicht?“

Beim Mann hingegen liegen Penis und Hodensack auf der feuchten Vorlage, werden zusammengedrückt, und ihr Gewicht drückt auch in den engen Slip. Ein enger Slip ist erforderlich, damit der Penis auf der Vorlage liegen bleibt und nicht seitlich herausrutscht.

Wenn sich nun Urin ansammelt, sind schnell über hundert Gramm in der Hose. Dazu kommt, dass Penis und Hodensack auch automatisch etwas feucht werden, jedenfalls ist es im Gefühl unangenehm. Durch die ständige Feuchtigkeit können sich Penis und Hoden entzünden, dann gibt es ein weiteres Problem.

Beim Mann: Becken mit und ohne Vorlage.

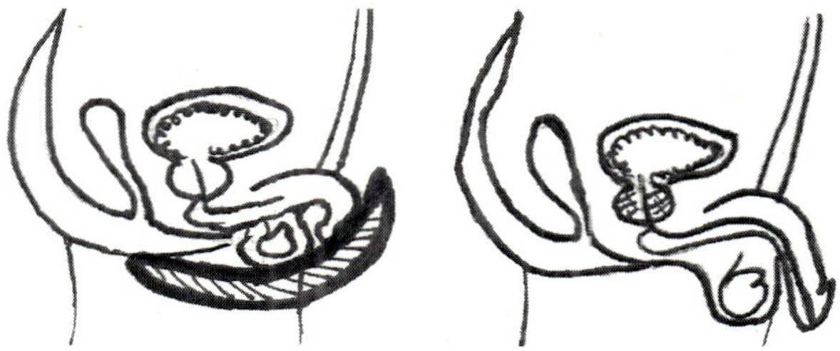

Die Vorlage quetscht den Penis und Hodensack ein und drückt mit Gewicht in den Slip, rechts in normaler Größe.

Bei der Frau: Becken mit Vorlage, hier entsteht kein Druck.

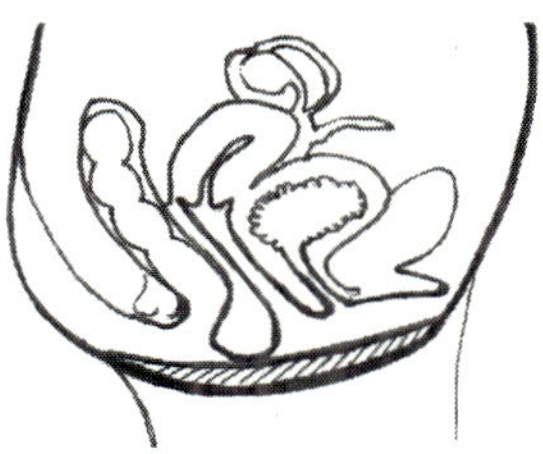

Kapitel 11

Therapien

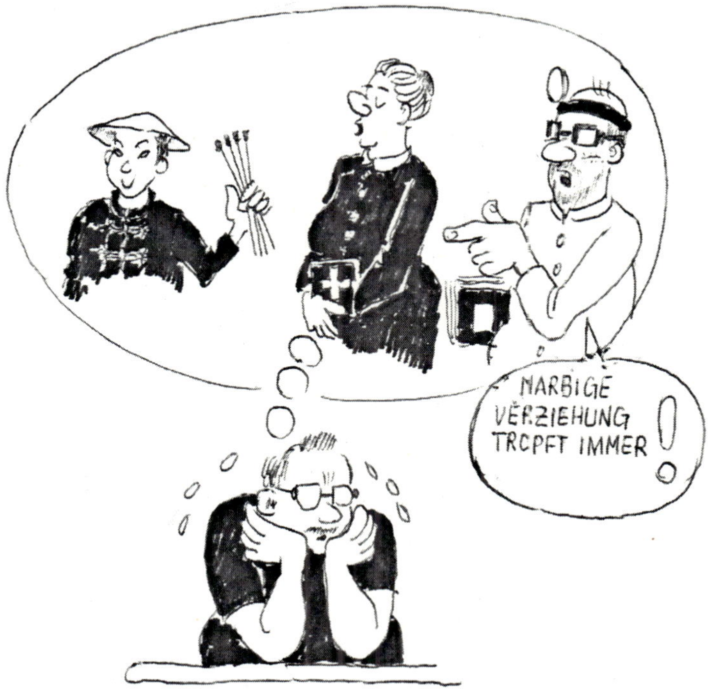

„Mein Leitspruch:
Niemals anfangen aufzuhören
niemals aufhören anzufangen!"

Erste Beckenbodentrainings

Bereits im Krankenhaus wurden nach Entfernung des Katheters einige Beckenbodenübungen nach Anleitung durchgeführt (siehe Kapitel 8). Ein Turnkamerad von mir, der auch die gleiche OP im selben Krankenhaus hatte und eigentlich fast ganz trocken ist, sagt immer: „Du musst nur vorne anheben!" Gut gebrüllt Löwe, einen halben Liter stoppt der nicht mit Anheben.

Nach circa drei Wochen war ich endlich zu Hause und suchte sofort meinen Physiotherapeuten auf, den ich durch frühere Behandlungen kannte und der mir bei Problemen nach einer Schulteroperation sehr geholfen hatte. Als ich meine Inkontinenz schilderte, sagte er zu mir, dass er damit wenig, um nicht zu sagen keine Ahnung habe. Dies rechne ich ihm noch heute sehr hoch an, dass er so ehrlich war. Jeder andere hätte sicher erst einmal drauflostherapiert, das behaupte ich einfach mal. Er machte sich daraufhin schlau, hatte dann auch eine Mitarbeiterin, welche mit mir Beckenbodengymnastik durchführte.

Die Praxis ist etwa 800 Meter von meiner Wohnung entfernt und ich musste schon auf der halben Strecke eine

Pause einlegen, weil die Vorlage voll war. Das war auch wieder so eine Situation wie früher beim Kirschenklauen: heimlich bei einem Kaufmarkt in einer Ecke ganz verschämt die Vorlage wechseln. In der Praxis musste ich anschließend auch meistens erst mal auf die Toilette, um nicht nur die Vorlage, sondern auch die nasse Unterhose zu wechseln. Das war natürlich für mich nicht gerade angenehm. Im Laufe der Zeit wird man hier aber auch erfahrener, und an solche Situationen gewöhnt man sich, sie belasten mit der Zeit nicht mehr so stark.

Spezialisierte Physiotherapeuten

Herr F. gab mir die Adresse vom Deutschen Verband für Physiotherapie ZVK e. V. Ich rief dort an, schilderte meinen derzeitigen Inkontinenzzustand und fragte, wo ich entsprechend physiotherapeutisch Behandelnde finden könne. Die Dame fragte mich nach meinem Wohnort und wollte dann wissen, ob ich bereit sei, circa 60 bis 70 Kilometer zur Behandlung zu fahren. Ich machte ihr klar, dass ich für eine gute Therapie durch die ganze Bundesrepublik fahren würde. Sie gab mir dann die Adresse einer Therapeutin in Bad Wörishofen, welche eine spezielle Ausbildung hierfür habe. Ich fuhr zu einem ersten Gespräch hin, und die Physiotherapeutin erklärte mir anhand von Bildern und Modellen erst einmal anschaulich den Beckenboden und das Zusammenspiel der Muskulatur im Becken. Nach dieser intensiven Einweisung begannen spezielle Trainingseinheiten mit Beckenbodenübungen. Man muss selbst natürlich konsequent mitarbeiten und im Alltagsverhalten viel selbst üben. Das bedeutete, dass ich zweimal am Tag etwa 15 Minuten zu Hause trainierte. Diese Therapie war sehr gezielt, und nach einigen Wochen hatte ich schon einen ersten Erfolg. Nach einem halben Jahr hatten wir es geschafft, mich von fast vollkommen inkontinent auf einen Tagesverlust von 100 bis 500 Milliliter Urin (je nach Tätigkeit) zu bringen. Das war ein enormer Fortschritt und ich war richtig stolz und glücklich!

Im Laufe der Zeit machte ich mich dann schlau im Thema Inkontinenzbehandlung und stellte fest, dass das Beckenbodentraining leider bei vielen Physiotherapeut(inn)en noch ein Schattendasein führt. Neuerdings bieten aber immer häufiger (Sport)Vereine, Fitnessstudios und Volkshochschulen Beckenbodengymnastik an. Ich persönlich habe die Erfahrung gemacht, dass viele Damen und Herren, welche diese spezielle Therapie durchführen, häufig „selbst gestrickte" Autodidakten sind. Oft sind es Sportlehrer oder Fitnesstrainer, die einen Kurzkurs absolviert haben. Betroffenen empfehle ich, sich nur von Fachkräften behandeln zu lassen, die eine ständige Fortbildung besuchen und auf dem neuesten Stand sind. Machen Sie sich beim oben genannten Verband schlau, zu finden unter www.zvk.org, oder wenden Sie sich an die Arbeitsge-

meinschaft GGUP (Gynäkologie, Geburtshilfe, Urologie und Proktologie).
Dort erhält man eine Adressenliste dieser speziell geschulten Physiotherapeut(inn)en, welche sich verpflichtet haben, ständig auf diesem Spezialgebiet Weiterbildungen zu besuchen. Sie können das ganz einfach testen: Fragen Sie die Übungsleiter(innen), wo sie ihre Ausbildung gemacht haben und wie lange die Ausbildung dauerte. Oder wird zum Beispiel während der Übungen gesagt, dass Sie die Pobacken kräftig zusammenkneifen sollen, verlassen Sie am besten den Ort des Geschehens! Denn in diesem Falle tun Sie genau das Falsche und öffnen den Beckenboden, Sie haben damit zumindest keinen Erfolg. Wenn Sie erzählt bekommen, dass jemand mit einem solchen Beckenbodentraining trocken wurde, können Sie das sogar glauben; denn er wäre auch ohne dieses Beckenbodentraining trocken geworden, das gibt es auch sehr oft!

Beckenbodentraining und Krafttraining

Beim Thema richtige und wirkungsvolle Beckenbodengymnastik kann man fast verzweifeln. Vom Sport her weiß ich, dass mit intensivem Training sehr viel erreicht werden kann. Hierzu ein paar Beispiele:
In meiner Jugend habe ich einige Jahre Kraft- und Kampfsport betrieben. Mit einem Hanteltraining wurden erst einmal die entsprechenden Muskeln aufgebaut. Dazu

kam die richtige Atemtechnik: Konzentration – Einatmen – Konzentration – Kraftübung – Ausatmen, oftmals mit einem kräftigen Schrei. Dann kam bei mir Langlauf als Ausgleichssport dazu. Hier lernte ich, dass ein Ausdauertraining schon in wenigen Monaten eine enorme Leistungssteigerung bringen kann. Nach der Prostatektomie hörte ich mit dem Langlauf auf, weil es keinen Spaß mehr machte, mit einer relativ großen Vorlage zu laufen. Mit einem Beinbeutel wollte ich nicht laufen, das wäre wohl ein wenig übertrieben. Daher verlegte ich mich mehr aufs Rennradfahren, denn da habe ich fast keine Inkontinenzprobleme (siehe Kapitel 17, „Sport"). Meine Kondition für das Rennrad erreiche ich im Frühjahr in wenigen Wochen, wenn ich beständig dreimal in der Woche circa 50 bis 60 Kilometer fahre. Die Leistungssteigerung ist enorm. Dasselbe erreiche ich im Spätherbst mit einem Ski-Langlauf-training, um im Winter ohne Muskelkater auf der Loipe laufen zu können. Wenn ich diese ganzen Übungen mit den Beckenboden Übungen vergleiche, ist es mir unverständlich, dass ich seit längerer Zeit auf der Stelle trete und keinen weiteren Erfolg erziele. Eigentlich kann mir niemand mehr genau sagen, welche Übungen jetzt geeignet wären, die Kontinenz wiederherzustellen. Hier kommt man schon ein wenig durcheinander. Die Argumente sind dann meistens, dass das bestimmte Training mehrere Wochen durchgeführt werden muss.

Beckenboden ständig anspannen?

Vor einiger Zeit war ich drei Wochen in einer Fachklinik. Dort sagte man mir nach der letzten Reha-Maßnahme: „Sie beherrschen eigentlich alles, der Schließmuskel funktioniert einwandfrei, Sie müssen Ihren Beckenboden nur ständig anspannen! Das geht dann nach einiger Zeit ganz automatisch und nach vier bis sechs Monaten sind Sie wieder trocken!" Ich habe korrekt nach Anweisung sechs Monate lang ständig den Beckenboden angespannt – Pustekuchen, nichts hat sich verbessert. Im Gegenteil, es ist früher schon mal wesentlich besser gewesen. Eigentlich ist das klar: Man(n) kann doch nicht mehrere Stunden beim Gehen den Beckenboden anspannen, oder können Sie zwei Koffer über mehrere Stunden tragen? In der Klinikstatistik werde ich dagegen wahrscheinlich als „geheilt entlassen" geführt. So entstehen auch immer wieder ungenaue Zahlen zu behobener Inkontinenz!

Die Einschätzung meines jeweiligen Entwicklungsstandes in Sachen Inkontinenz kommt übrigens nicht aus dem Bauch heraus. Ich kann nachweisen, dass die besagte Reha-Maßnahme nichts gebracht hat, denn ich führe immer wieder zwischendurch ein Miktionsprotokoll. Beim Auto führen viele ein Fahrtenbuch, um den Verbrauch zu kontrollieren. Mit dem Miktionsprotokoll wird der Urinverlust kontrolliert. Es ist zweckmäßig, zu Beginn der Inkontinenz und auch zwischendurch ein Miktionsprotokoll zu führen und mit dem Arzt und den Physiotherapeuten zu besprechen.

Bio-Feedbacktraining

Vielleicht verstehen Sie nach dem Lesen dieser Zeilen, dass manches schon an den Nerven zehren kann und dass man nicht gerade immer „gut drauf" ist! Als eine wirkungsvolle Therapie wird ein Biofeedback-Training über mehrere Monate empfohlen. Als ich beim Urologen zur Nachkontrolle war, stellte er mir diese Therapie vor. Das Gerät zeigt optisch und akustisch die Reaktion der Muskeln an, welche die Blase verschließen oder öffnen.
Biofeedback, das hört sich eigentlich gut und modern an und hilft die Funktion des Blasenschließmuskels kennenzulernen. Dieser muss ja erst erspürt werden. Er sitzt beim Mann – vereinfacht ausgedrückt – zwischen Penis beziehungsweise Hodensack und After, im Inneren des Körpers im Beckenboden. Beim Mann kann seine Reaktion nur über den After stimuliert werden. Das Ganze funktioniert folgendermaßen:
Man nimmt den Sensor, schmiert ein wenig von dem mitgelieferten Gel drauf und steckt sich das ganze in den Hintern. Der Sensor und das Anzeigegerät sind mit einem Kabel verbunden. Dann schaltet man das Gerät ein. Bei manchen Männern kann der Sensor vielleicht ein Hochge-

fühl hervorrufen, aber bei mir war das erst einmal sehr gewöhnungsbedürftig.
Nun kommt erst die eigentliche Arbeit: Man(n) muss jetzt in einem Rhythmus, am besten mit dem Atemrhythmus, anspannen und wieder entspannen. Jetzt kann man optisch und auch akustisch die Muskelaktivitäten überprüfen. Nach der Einweisung beim Arzt kann die Übung auch selbstständig durchgeführt werden. Daheim im stillen Kämmerlein erfolgt dann täglich ein zwanzigminütiges Training mit dem Gerät. Danach wird der Sensor aus dem After herausgezogen und gesäubert.
Die Übungen sollen etwa drei Monate lang, einmal täglich durchführt werden, damit sich eine Wirkung zeigt. Es kann auch verlängert werden.

Elektrostimulation

Später habe ich dann eine Elektrostimulation mit dem Gerät einer anderen Firma durchgeführt. Hier werden von dem Sensor schwache, elektrische Stromstöße (regulierbar) auf die Muskulatur ausgeführt. Das soll diese wieder anregen. Die gesamte Prozedur ist ähnlich wie bei dem Biofeedback-Gerät mit gleichem Zeitaufwand und ähnlicher Handhabung wie vorher beschrieben. Auch hier war kein messbarer Erfolg. Das Biofeedback-Gerät erscheint mir erfolgreicher zu sein, weil der Mann mitdenken und mitarbeiten muss.

Tipp: Wichtig ist, dass eine Zeit ausgewählt wird, in der man relativ ungestört ist und nicht gerade der Nachbar oder der Postbote klingelt.

Man sollte mit Vor- und Nachbereitung mindestens 45 Minuten einplanen, besser noch eine volle Stunde, denn man sollte richtig abschalten. Zum Empfang eines Besuchs ist man ohnehin nicht richtig angezogen und auch nicht gerade in der Verfassung. Ein besonderer Gag wäre es, wenn man beim Training mit dem Sensor im Hintern Freunde oder Vertreter empfängt; das wäre ein tolles und unterhaltsames Gesprächsthema.

Blasenspiegelung und Defluxunterspritzung

Nachdem ich nun wirklich schon viele Versuche gestartet hatte, entschloss ich mich, eine urodynamische Blasenmessung in einer Universitätsklinik durchführen zu lassen. Bei der Blasenmessung stellte ich fest, dass meine Blase rund ein Liter fasst und dass sie nicht wie eine „normale" Blase geformt, sondern relativ länglich ist. Der zuständige Arzt machte mir den Vorschlag, dass man eine Defluxunterspritzung durchführen könne. Erklärung im Kapitel „Narbige Verziehung, vor allem zwischen 5 bis 7 h". (In der Rückenlage des Patienten auf dem Behandlungstisch ist die Narbe ist demnach unten)
Aha, jetzt weiß ich den Grund, denn eine Narbe ist immer von Übel, eine narbige Verziehung sicher noch schlim-

mer. Schon als Laie kann man sich denken, dass eine Narbe an der Harnröhre nicht gerade förderlich ist.
Nun kommt wieder meine laienhafte Überlegung: Die narbige Verziehung befindet sich oberhalb der Schließmuskulatur, dort wo Blase und Harnröhre miteinander vernäht wurden. Es müsste doch möglich sein, den Schließmuskel, der sich unterhalb der Narbe befindet, so zu trainieren, dass er dicht hält!
Bei der weiteren Untersuchung in der Uniklinik stellte man fest, dass ansonsten meine Blase, Harnröhre und der Schließmuskel in Ordnung sind. Daraufhin kam meine übliche Frage: „Und warum pinkle ich dann in die Hose?"
Diese Frage konnte man leider wieder nicht beantworten. Wenn man genau wüsste, woran es liegt, wäre ich bestimmt schon längst dicht!

Kapitel 12

Sonstige Versuche

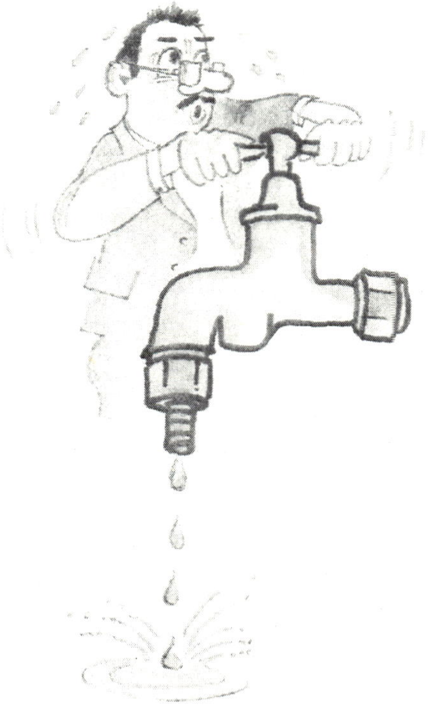

„Die meisten Menschen sterben an ihren Medikamenten und nicht an ihren Krankheiten."

Traditionelle Chinesische Medizin

Man probiert in seiner Not ja alles, also meldete ich mich bei einer Klinik an, wo Traditionelle Chinesische Medizin (TCM) durchgeführt wird. Der Empfang war sehr angenehm, leise Musik umschmeichelte mich, und so wartete ich gespannt, aber durch die ungewohnte Atmosphäre auch entspannt auf das erste Arztgespräch.

Ich wurde mit sehr großer Höflichkeit in das Sprechstundenzimmer gebeten, wo neben dem Arzt eine Dolmetscherin saß, der Arzt konnte nicht Deutsch. Ich schilderte erst meine Probleme und die Dame übersetzte. Dann wurde eine eingehende Zungendiagnose durchgeführt, das heißt ich streckte meine Zunge heraus und Herr Dr. L. betrachtete sie eingehend. Ich bekam eine Teemischung verschrieben, welche nur in einigen Apotheken erhältlich ist. Insgesamt war ich dreimal zur Behandlung und habe drei Monate lang den Tee eingenommen. Ganz billig war es nicht, aber was ist heutzutage schon preiswert? Die Behandlung und die verschiedenen Tees (Teerezepte beim Autor) habe ich auch aus eigener Tasche bezahlt, der Erfolg war leider nicht messbar. Also wieder ein Schuss in den Ofen.

Akupunkturbehandlung

Von einem Kameraden wurde mir ein Akupunkteur empfohlen, der gute Erfolge bei ihm erzielt hatte. Ich bekam dann dort einen Termin. Er erklärte die Methode der Behandlung, sagte jedoch gleich: „Wenn durch die Operation wichtige Nervenbahnen durchtrennt worden sind, werde ich keinen Erfolg erzielen können." Nach fünf Behandlungen stellte sich kein Erfolg ein und somit wurde nicht mehr weiter experimentiert. Die Behandlung wurde von der Kasse nicht erstattet.

Gesundbeterin

Nicht weit von uns wohnt in einem Dorf eine Frau, bei der schon sehr viel Kranke Heilung suchten und häufig auch fanden. Es ist eine wirklich nette Frau und so fuhr ich nach Voranmeldung hin. Nach einer Schilderung meiner Probleme, die mit „Aha" und „Ja, ja, des iss schlimm", kommentiert wurden, sagte sie, dass sie es versuche, aber versprechen könne sie nichts. Auch hier war leider kein Erfolg zu verzeichnen, wie bei allen anderen Behandlungen auch. Es war halt ein Versuch.

Heilpraktikerin

Eine Heilpraktikerin führte eine Behandlung mit Akupunktur, Spritzen und weiteren Behandlungen durch, die ich nicht näher erklären kann. Sie hat sich sehr bemüht, aber leider war auch dies nicht von einem messbaren Erfolg gekrönt.

Fitnesstrainerin

Durch einen Urologen, der sich schwerpunktmäßig mit Inkontinenz bei Männern beschäftigt, kam ich zu einer Fitnesstrainerin. Diese kam zu mir nach Hause und begutachtete meine Sitzgelegenheiten wie Bürostuhl, andere Stühle und Sessel sowie meinen Autositz und Fahrradsattel. Sie wies mich in Sitzpositionen ein und stellte mir einen exakten Übungsplan zusammen. Darauf stoppte ich alle anderen bisherigen Beckenboden-Gymnastikübungen, um ein anderes Trainingsprogramm durchzuführen. Es war ein günstiger Zeitpunkt für neue Übungen, denn ich hatte einige Wochen Urlaub mit dem Wohnwagen vor mir, und so machte ich in diesen Wochen in Ruhe, vollständig entspannt und konzentriert die neuen Trainingseinheiten. Leider hatte sich auch nach fünf Wochen nichts geändert beziehungsweise verbessert. Trotzdem verlängerten wir den Urlaub noch um eine Woche, aber es stellte sich auch weiterhin kein Erfolg ein. Nach Rücksprache mit dem Arzt und der Fitnesstrainerin stellten wir unseren Versuch ein.

Behandlung bei einer Physiotherapeutin

Im Oktober entschloss ich mich zu einer Behandlung bei einer Physiotherapeutin in Bad Nauheim, welche sich auf Inkontinenz bei Männern spezialisiert hat. Dort machte ich zwei Wochen lang eine konzentrierte Behandlung mit Massagen, Wasserbett, Ballübungen, Beckenbodengymnastik und vielem mehr. Hier stellte sich nochmals ein Erfolg ein. Die Therapeutin war der Meinung, dass sich nach einigen Wochen mit diesen Übungen die Kontinenz wiederherstellen würde. Leider blieb es bei diesem Teilerfolg, aber ich war wirklich glücklich, dass ich einen weiteren Sprung gemacht hatte.
Bei diesem Zustand blieb es jetzt schon einige Jahre; es gibt manchmal große Schwankungen, sowohl nach oben, wie auch nach unten. Es ist nicht genau erkennbar oder vorhersehbar, warum wieder eine Verschlechterung eintritt.

Osteopathiebehandlung

Osteopathie (griech.: osteon, Knochen, pathos, Leiden) ist ein überwiegend manuelles Diagnose- und Behandlungskonzept, was zu den alternativ-medizinischen Verfahren gezählt wird. Der Osteopath behandelt den Menschen als Einheit. Durch die Osteopathie werden ganz besonders Blockaden gelöst. Bei einem erfahrenen Physiotherapeuten mit abgeschlossener Osteopathieausbildung begab ich mich in Behandlung. Er sagte mir gleich, wenn sich nach zwei bis drei Behandlungen kein Erfolg einstelle, könne er leider nichts verbessern. Es war eine intensive Behandlung im Beckenbereich, sogar über den Analbereich und im Kopfbereich. Nach jeder Behandlung verschlimmerte sich die Inkontinenz für einige Stunden. Allgemein sagt man ja, dass bei negativen Reaktionen kurz danach eine Besserung eintritt. Das war jedoch leider nicht der Fall, der Inkontinenzzustand war nach einigen Tagen wie vorher. Nach einigen wirklich sehr intensiven Behandlungen haben wir das Ergebnis besprochen und im gegenseitigen Einverständnis beschlossen, keine weiteren Maßnahmen mehr zu treffen, weil keine Aussicht auf Erfolg bestand.

Body Transformer

Mit einem besonderen Body-Transformer-Gerät übte ich über mehrere Wochen bei einer Therapeutin. Die Erklärung: Durch eine sehr intensive Elektrostimulation der gesamten Körpermuskulatur wird auch besonders die Muskulatur des Beckenbodens aktiviert. Dies ist eine innovative Methode zur Linderung der Harninkontinenz.
Durch einen Elektrodengurt werden alle Muskeln abgedeckt und durch eigene Körperanspannung die Muskeln aktiviert. Leider brachten zehn Behandlungen keinen Erfolg, sodass ich auch hier keine weiteren Versuche unter-

nahm. Über diese Methode liegt eine wissenschaftliche Studie vor!

Meine Meinung zu allen Behandlungen

Alle Behandlungen, ob Akupunktur, Beckenbodengymnastik in vielen Variationen, Osteopathie und vieles mehr können keinen Erfolg haben, wenn durch die Operation Nervenbahnen durchtrennt sind, die sich nicht mehr regenerieren können. Meine einzige Hoffnung ist immer noch, dass ich Übungen entdecke, die eben diesen gewissen Schließmuskeln oder den Beckenboden so stärken, dass auch beim Gehen der Urin nicht unkontrolliert ausläuft. Man wird ja bescheiden!

Die Gangart wechseln

Bei Gesprächen mit Physiotherapeuten riet man mir, nachdem ich hauptsächlich beim Gehen Urin verliere, entweder meine Gangart zu ändern oder andere Schuhe zu benutzen. So probierte ich es mit einem Paar Joggingschuhe mit speziellen Gel-Einlagen, die ich vor der OP auf einem Laufband mit Computer-Animation zum Joggen getestet hatte, und konzentrierte mich auf verschiedene Gangarten:

- Gehen und bewusstes Abrollen über die Ferse
- nicht abrollen, mehr mit dem Fußballen auftreten
- bewusst mit den Außenkanten der Füße aufsetzen

Dies probierte ich über einen längeren Zeitraum, allerdings ergaben sich keine messbaren Veränderungen. Das Absurde ist allerdings, dass ich morgens nach dem Aufstehen 10 bis 15 Minuten Laufen auf der Stelle durchführen kann, ohne einen Tropfen zu verlieren. Wenn ich jedoch am Morgen nur über die Straße zum Bäcker gehe, fängt es schon an zu tröpfeln!

Verrückter geht es nicht mehr

Man bekommt viele gute Ratschläge und kommt auch selbst auf die verrücktesten Ideen. Nachdem ich diszipliniert Beckenbodengymnastik betrieben und die vorhin beschriebenen Versuche hinter mir hatte, kam ich auf die Idee, noch ein paar eigene „Erfindungen“ zu erproben. Nachstehend schildere ich, womit man sich so allem beschäftigt. Nachdem einige Physiotherapeuten zu mir sagten, dass man alles Mögliche ausprobieren sollte, nach dem Motto: Wenn es nur hilft, überlegt man sich auch Dinge, die wenig mit Physiotherapie zu tun haben.
Die nachstehende Variation ist aber nicht zur Nachahmung empfohlen, denn es war – harmlos ausgedrückt – schon sehr unkonventionell. Ich kam ich auf die Idee, es mit einem eng anliegenden Tanga und einer Vorlage zu probieren, und unternahm dann einen längeren Marsch in die Stadt. Dies war von wenig Erfolg gekrönt. Es war ein untauglicher Versuch am sicher untauglichen Objekt,

denn der Tanga rutschte nach unten, der Penis raus und alles tropfte daneben. Das war dann eine pikante Zeremonie in einer öffentlichen Toilette, als ich mich abtrocknete. Mein Alarmgepäck hatte ich dabei und konnte dadurch den nassen Slip wechseln.
Daraufhin wollte ich das Wegrutschen verhindern und benutzte straff anliegende Hosenträger, damit der Tanga hielt. Das war ein dummes Gefühl, mal wieder stramm anliegende Hosenträger zu tragen, aber ich wollte das auf jeden Fall mal testen! Jedoch auch hier kein Erfolg. Es war schon eine seltsame Methode, die ich ausprobiert habe, aber Probieren geht über Studieren – und man soll nichts unversucht lassen.
Ich will noch kurz die Verwendung eines „normalen“ Kondoms schildern: Beim Wandern vorher ein Kondom überstreifen ist auch nicht das Wahre, denn auf dem kleinen Penis hält der Kondom nicht und rutscht heraus, anschließend ist man noch nässer als vorher. Aber auch dies war nur ein Ausflug in längst vergangene Zeiten!

Ich möchte Sie jetzt von der Schilderung weiterer Experimente verschonen und auch nicht weiter erklären. Was ich von manchem Leidensgenossen bei der SHG höre, was die schon alles probiert haben, das gäbe noch ein weiteres Kapitel. Manches ist schon extrem, aber verständlich. Pestalozzi sagte einmal:

„Wer sich selbst nicht helfen kann
Dem kann niemand helfen."

Also, immer wieder probieren, so, wie ich es jetzt erfolgreich mit einer modernen Penisklemme versuche, niemals aufgeben!

Kapitel 13

Vorlagen, Einlagen, Windeln?

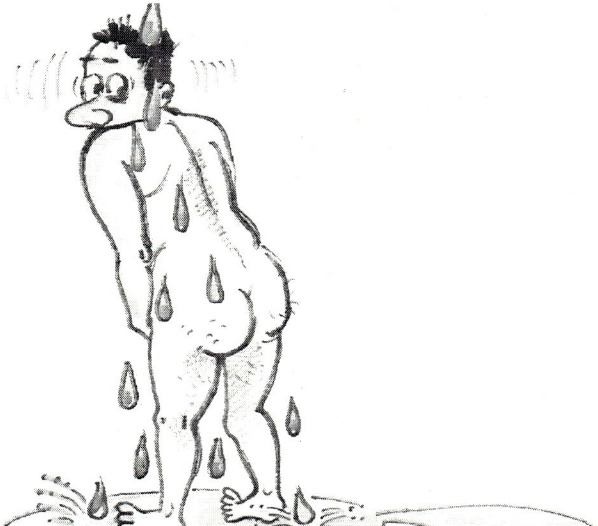

„Ich glaube bei Inkontinenz kann man eigentlich nur dann mitreden, wenn man selbst betroffen ist!"
eine Freundin

Zur Terminologie

Vorlage bei Inkontinenz: 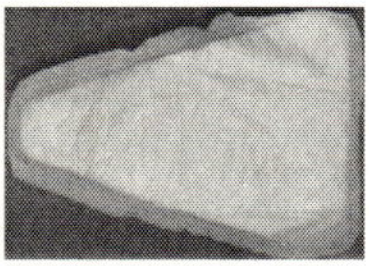

Einlage für den Schuh: 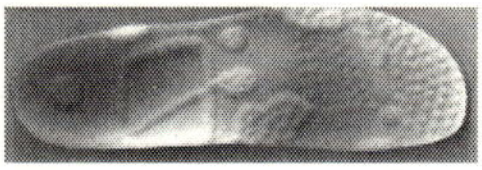

Dies ist ein sehr wichtiges Kapitel, denn der richtige Gebrauch sowie die passende Größe der Vorlagen bestimmen den Tagesablauf. Man muss sich als Anfänger aber erst einen Überblick verschaffen.

„Vorlagen" ist eigentlich der richtige Begriff, obwohl hier auch in Fachkreisen leider immer noch viel durcheinandergeworfen wird. Allein das Wort „Windeln" ist ja häufig der Grund, warum viele Betroffene schweigen, denn es führt einem die Hilflosigkeit aus den Kindertagen vor Augen. Der Begriff „Einlagen" ist aber ebenso falsch, obwohl auch dieser mitunter von Urologen und von Herstellern verwendet wird. Einlagen sind für Senkfüße! Ich will die Folgen der Begriffsverwirrung einmal anschaulich an einem Beispiel erklären:

Kommt ein an der Prostata frisch operierter Mann in ein Sanitätsgeschäft und sagt ganz verschämt und unsicher zu der jungen Verkäuferin: „Guten Tag, ich komme wegen Einlagen!" Die Verkäuferin fragt ihn nach der Größe, woraufhin der Mann ein wenig verlegen stottert: „Das weiß ich nicht." Die Verkäuferin: „Dann sollten wir wegen der Größe erst einmal einen Gipsabdruck machen!" Der Mann erschrickt, holt sein Rezept heraus, sucht nach einer Größenangabe, findet nichts und zeigt es der Verkäuferin. Diese liest das Rezept durch, lacht und sagt: „Ach so, Sie brauchen Vorlagen, keine Einlagen!"
Damit wäre dieser Fall erst einmal geklärt.

Tipp: Bei Vorlagengebrauch immer einen gut sitzenden und relativ engen Slip verwenden, damit die Vorlage richtig hält und nicht verrutscht. Wenn eine weite Unterhose verwendet wird, kann die Vorlage nicht halten und fällt heraus. Zudem baumelt der Penis über oder neben der feuchten Vorlage, ein unangenehmes Gefühl. In der kalten Jahreszeit, bei Minusgraden, ist das besonders schlecht, denn das feuchte und kalte Gefühl in der Hose ist nicht gerade erhebend.

Qualität zahlt sich aus

Verwenden Sie keine billigen Vorlagen, die keine Saugkraft haben und den Urin gleich durchlaufen lassen. Sie werden häufig in Großpackungen für einige Euro angeboten, sind aber für Inkontinenz wirklich nicht geeignet. Es gibt jedoch auch gute Markenprodukte, welche die mehrfache Menge Urin aufnehmen. Qualität zahlt sich bekanntermaßen langfristig immer aus.

Im Fachgeschäft (Apotheke, Sanitätshaus oder ähnlich) sollte Man(n) sich erst einmal beraten lassen und dann die verschiedenen Modelle selbst ausprobieren. Es kostet zunächst Überwindung, mit den oft jüngeren Damen darüber zu reden. Man(n) wird aber fast immer sehr gut und diskret beraten, denn das ist ein Thema, in dem sich die Fachverkäufer(innen) bestens auskennen! Sie können natürlich auch die Hersteller der Vorlagen anschreiben und bekommen Proben zugeschickt.

Verwenden Sie neben den oben erwähnten billigen Vorlagen auch keine Monatsbinden, gleich welcher Art, sie sind ebenfalls nicht geeignet! Diese Vorlagen haben keine Geruchsbindung, schon aus diesem Grund sind sie nicht ratsam. Zu empfehlen sind Produkte namhafter Hersteller. Diese stellen für Frauen und Männer spezielle Produkte für Inkontinenz her, die man unbedingt ausprobieren sollte. Es gibt völlig verschiedene Modelle, zum Beispiel taschenähnliche, in die der Penis gesteckt wird. In meiner Selbsthilfegruppe verwenden einige diese Modelle und kommen damit gut zurecht. Andere haben dagegen damit Probleme, weil beim Bücken der Penis herausrutscht. Der Penis ist durch die Prostatektomie und zunehmendes Alter kleiner geworden. Das muss jeder selbst ausprobieren, hier empfiehlt sich, genau zu testen.

Anforderungen an die Vorlagen

Die Vorlagen sollen saugfähig sein und in der Unterwäsche gut halten. Alle haben ein Klebeband und können deshalb nicht verrutschen. Dies ist auch sehr praktisch. Ich kenne aber auch einen, der zieht den vorgefertigten Klebestreifen nicht ab, weil er dann die Vorlage in einer Ecke ganz schnell wechseln kann. Wie immer im Leben, jeder macht es ein wenig anders. Hier gibt es die verrücktesten Ideen von Betroffenen. Es gibt sogar Inkontinente, die sich mit Handtüchern und anderen Tüchern behelfen und diese in die Hose stopfen. Das ist natürlich völlig falsch, man sollte auf jeden Fall richtige Inkontinenzvorlagen verwenden.

Je nach Vorhaben verwende ich auch eine andere Vorlagengröße. Bei Wanderungen und geselligen Veranstaltungen nehme ich eine große Vorlage, daheim eine kleine. Warum soll ich am Vormittag, wenn in der Stunde nur wenige Tropfen kommen, auch eine große Vorlage verwenden? Mich stört so eine große Vorlage enorm.

Ich nehme oft – wie viele andere Männer auch – Vorlagen von Frauen. Diese sind schmal und haben den Nachteil, dass sie zu lang sind. Ich schneide sie deshalb durch und klebe die Schnittstelle mit Pflaster zu. Somit kann das Granulat nicht auslaufen.

Wie viele Vorlagen brauchen Sie am Tag?

Wenn Sie gefragt werden: „Wie viele Vorlagen brauchen Sie am Tag?“, hat der oder diejenige von Inkontinenz nur wenig Ahnung, ist wahrscheinlich nicht selbst betroffen. Letztendlich kommt es auf die Menge des Urinverlustes an und nicht auf die Anzahl der Vorlagen. Diese unqualifizierte Frage bekommt man leider oft auch von Fachleuten gestellt. Die Betreffenden sollten sich einmal mit dem Pad-Test beschäftigen, denn das ist realistisch. Hier wird nach Milliliter oder Gramm der Urinmenge gefragt.
Wenn ich eine große Vorlage verwende, die 500 Gramm (0,5 Liter) aufnimmt, brauche ich natürlich weniger Vorlagen, vielleicht nur eine am Tag, als wenn ich eine 100 Gramm fassende Vorlage verwende. Im Laufe der Zeit reagiere ich auf diese Fragen allergisch. Ich habe deshalb stets zwei verschieden große Vorlagen dabei, wenn ich zum Arzt gehe. Eine große und eine kleine. Dann ist meine Antwort auf die Frage nach der Anzahl immer folgende: „Wenn ich diese (ich zeige die große vor) verwende, brauche ich nur eine am Tag!“ Dann zeige ich dem Arzt eine kleine Vorlage und sage: „Wenn ich diese verwende, dann brauche ich fünf bis zehn Stück!“

Danach können Sie die unterschiedlichsten Reaktionen erleben. Meistens folgt eine mehr oder weniger lange Diskussion. Lassen Sie sich von solchen Fragen nicht irritieren, es sind Fragen Unwissender! Nur Mut, machen Sie das knallhart so. Sie haben ja die nassen Vorlagen in der Hose, nicht der Fragende. Nur Sie können sich dazu äußern! Die Frage sollte also sein: „Wie viel Gramm oder Milliliter verlieren Sie am Tag und wie viel in der Nacht?
Zurück zur Größe der Vorlage. Mit einer großen Vorlage ist es unpraktisch, weil man ein Gewicht von 200 bis 300 Gramm in der Unterhose hängen hat. Dazu kommt das Gewicht von Penis und Hodensack. Wie schon gesagt, probieren Sie das einfach mal aus. Ich wechsle meine Vorlage, wenn sich etwa 50 bis 70 Gramm Flüssigkeit angesammelt haben, höchstens aber 100 Gramm. Deshalb benütze ich relativ kleine Vorlagen. Allerdings ist das Risiko größer, dass mal schnell was in die Hose geht! Dies habe ich bei verschiedenen Erlebnissen in den vorherigen Kapiteln näher beschrieben. Ansonsten nehme ein Produkt, welches der anatomischen Form für den Mann entspricht.

Einkauf von Inkontinenzvorlagen

Der Einkauf von Vorlagen ist für viele Betroffene peinlich. Man muss bedenken, dass man je nach Schweregrad der Inkontinenz für einen Monat oder ein Vierteljahr eine ganze Menge braucht. Das können zwei riesige Tüten oder ein großer Karton sein. Manche Männer lassen deshalb die Inkontinenzvorlagen von ihren Frauen kaufen! Ganz Schlaue kaufen mit einem vorbereiteten Zettel ein, auf dem Anzahl, Größe und Art der Vorlagen mit dem Nachsatz vermerkt sind: „Bitte diskret verpacken!" Das geht aber nur, wenn man nicht viel braucht. Bei Inkontinenzgrad II ist es eine ganze Menge.

Neuerdings haben einige Versicherungen Verträge mit zentralen Stellen; von dort werden die benötigten Produkte dem Verbraucher direkt über Versandfirmen zugestellt. Das ist praktisch, denn dann weiß die Nachbarschaft gleich Bescheid und der Betroffene braucht sich nicht zu äußern. Von diesen Stellen werden teilweise minderwertigen Vorlagen verschickt, die dünner sind und keinen Geruchsbinder haben. Hier müssen Sie sich durchsetzen, sicher werden Sie bei einer Kontinenz Selbsthilfe Gruppe Unterstützung finden.

Tipp: Wenn Sie Hemmungen haben, gehen Sie in die Apotheke oder in ein Gesundheitshaus zu einer Zeit, wenn keine Kunden da sind. Dann reden Sie mit den Damen, und Sie werden sehen, wie nett und freundlich ein Mann beraten wird. Diese Damen sind das gewöhnt und haben täglich damit zu tun. Ihre Einkäufe holen Sie einfach zu einem späteren Zeitpunkt ab.

Kapitel 14

Vorlagenwechsel

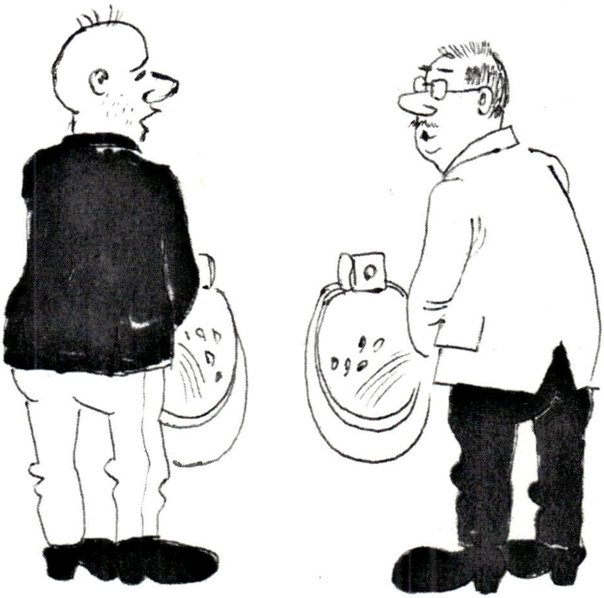

"Die Entfernung ist unwichtig
Nur der erste Schritt ist schwierig"
Marie de Vichy -Chamrond

Raketen-Stufen

Wenn wir unterwegs sind, wird öfter ein Toilettengang erforderlich. Dann sind alle verständnisvoll und denken: „Paul muss mal!" Im Sinne von „müssen" muss ich eigentlich nicht, denn auf der Toilette ist das ganz anders, als man sich das als Außenstehender vorstellt. Ich gehe auf die Toilette aus einem der drei Gründe:

- Vorlage ist fast gefüllt, Slip noch trocken
- Vorlage übervoll, Slip am Rand feucht
- Vorlage übergelaufen, Slip und Hose nass (totale Katastrophe)

Zu Hause ist ein Vorlagenwechsel am einfachsten, aber es gibt natürlich noch viele andere Orte, wo das geschehen muss: in einer fremden Wohnung oder Gaststätte, im Wald, auf einem Spazierweg mit Büschen und Bäumen oder aber – jetzt wird es schwierig – auf einer offenen Wiese ohne Baum und Strauch (siehe Kapitel 20, „Wandern und Spaziergänge").

Es gibt auch verschiedene Dringlichkeitsstufen, denn zum Beispiel kann sogar die Hose nass sein, wenn Sie in einer fremden Gegend sind und keine Gelegenheit hatten, die Vorlage zuvor zu wechseln. Ich vergleiche die Wechsel mit dem Kölner Karneval: Rakete Stufe 1, Stufe 2, Stufe 3 und Stufe 4 – die letzte ist eine „Sonderrakete“ bei absolutem GAU! Nun zur Prozedur „Wechseln von Vorlagen“:

Rakete Stufe 1 – Vorlage (fast) gefüllt, Slip ist trocken

Jetzt ist es noch einfach: Hose und Slip runterlassen, frische Vorlage nehmen, nasse Vorlage aus Slip entfernen, an der frischen Vorlage den Klebestreifen abziehen und diese in den Slip legen, Slip und Hose wieder hochziehen, Gürtel und Hosenladen schließen, nasse Vorlage entsorgen, das heißt in Hygienebeutel oder Plastikbeutel verpacken und mitnehmen (bitte nicht in die Toilette werfen und wegspülen), danach Hände waschen und wieder zurück.

Rakete Stufe 2 – Vorlage gefüllt, Slip etwas nass

Jetzt muss man den Slip auch noch wechseln, daher wird es jetzt aufwendiger: Hose und Slip ausziehen, mit Papierhandtuch oder kleinem Waschlappen (immer mitführen) den unteren Bereich trocknen, frischen Slip (hoffentlich dabei) anziehen, an der Vorlage Klebestreifen entfernen, diese in den Slip legen, Hose wieder anziehen (Reißverschluss zu!), Schuhe anziehen, danach die nasse, gefüllte Vorlage aus dem leicht feuchten Slip nehmen, Entsorgungs- und Hygienevorgang wie bei Rakete Stufe 1. Immer noch ganz praktisch, aber zeitaufwändig.

Rakete Stufe 3 – Vorlage gefüllt, Hose nass

Zunächst der Ablauf wie bei Stufe 2, aber dann kommt der schwierige Teil: die Hose trocknen. Nun wäre es praktisch, wenn man einen Föhn dabei hätte, jedoch muss man sich anders helfen: Den nassen Teil der Hose mit einem Taschentuch einigermaßen trocken reiben, dabei das nasse Teil auf das nackte Knie legen und mit der Hand kräftig reiben. Die Hose wird dadurch warm und einigermaßen trocken. Im Sommer, bei einer leichten Leinenhose, geht das ganz gut. Aber es kann auch anders sein, bei einer Übergangs- oder gar Winterhose. Anschließend Slip, Hose und Schuhe wieder anziehen, alles zumachen, nassen Slip und Vorlage verpacken und einstecken. Tolle Leistung, oder nicht?
Danach natürlich Hände waschen, mit fröhlichem Gesicht und einem lockeren Spruch wieder in die Runde zurück. Nach Rakete Stufe 3 ist die Fröhlichkeit allerdings nicht besonders ausgeprägt, obwohl man sich wieder frisch und trocken fühlt. Dann gebe ich meiner Frau ein vorher vereinbartes Signal: Es war mal wieder totaler Mist, aber jetzt ist alles okay!
Mit der oben angeführten Schilderung ist jetzt wohl klar, warum fast niemand darüber spricht. Wer erzählt schon, wenn er von der Toilette kommt, was er dort gemacht hat? Im Prinzip interessiert das keinen Menschen, es gibt lustigere Themen.

Rakete Stufe 4 (GAU)

Das ist die absolute Katastrophe, weil Slip und Hose vollkommen nass sind. Das passiert leichtsinnigen Menschen wie mir immer mal, ist aber auch der Grund, warum manche Leute fast nicht mehr aus dem Haus gehen! Diese Sonderrakete Stufe 4 ist nur daheim durchführbar, denn jetzt muss man sich erst einmal duschen und danach vollkommen frisch anziehen!

Trocknen der Hose

Der Vorschlag, die Hose unterwegs mit dem Föhn zu trocknen, ist nicht ganz so unmöglich, aber da bräuchte man ein mit Batterie betriebenes Gerät, das man überall einsetzen könnte. Also wieder ein Zubehörteil zum Mitnehmen. Dann nehme ich lieber eine zweite Hose mit. Das habe ich übrigens bei längeren Wanderungen auch schon gemacht. Das ist immerhin besser, als mit einer nassen Hose rumzulaufen. In der freien Natur, auch mitten im Wald, ist das Wechseln eine heikle Angelegenheit, denn der Boden ist meist schmutzig und feucht. Also muss man sich auf die Schuhe stellen oder auf den Anorak – der wird dann auch noch schmutzig.

Tipp: Dunkle Hosen sind praktischer als die beliebten hellen Leinenhosen, weil ein nasser Fleck nicht so gut zu erkennen ist, dies ist also eine ideale Tarnung. Immer eine Plastiktüte mitführen zum Draufstellen und bei längeren Unternehmungen Ersatzhose nicht vergessen! Wenn man keine dabei hat, sieht man alt aus, dann muss man so lange reiben, bis sie trocken ist. Das dauert schon eine Weile, und darum trage ich möglichst nur dunkle Leinenhosen oder Hosen aus pflegeleichtem Stoff.

Alarmgepäck

Es ist ratsam immer ein Alarmgepäck mitzuführen, niemals ohne wegzugehen, zumindest in den Hosen und Jackentaschen Reservevorlagen mitzuführen, denn was man sonst erleben kann, ist in verschiedenen Kapiteln geschildert. Hier ein Vorschlag für das Alarmgepäck:

Kleines Alarmgepäck

Es ist ausgelegt für zwei bis drei Stunden und passt in Jacke, Hose oder Anorak. Es besteht aus zwei Vorlagen, einem Slip, Waschlappen, Minitüchlein, Plastiktüte und Hygienetüchern.

Mittleres Alarmgepäck

Ausreichend für einen halben Tag benötigt diese Variante eine kleine Herrentasche. Darin zu finden sind vier Vorlagen verschiedener Größen, zwei Slips, Waschlappen, Minitüchlein, kleine Plastiktüte, Hygienetücher und eventuell eine zweite Hose.

Großes Alarmgepäck

Damit kommt man über einen ganzen Tag, allerdings braucht es dafür schon einen Rucksack oder eine Aktentasche. Fünf bis sieben Vorlagen, zwei Slips, Waschlappen, ein kleines Handtuch, Plastiktüte, Feuchtigkeitstücher und – je nach Vorhaben – eine zweite Hose sind darin verstaut.

Kapitel 15

Alkohol und Inkontinenz

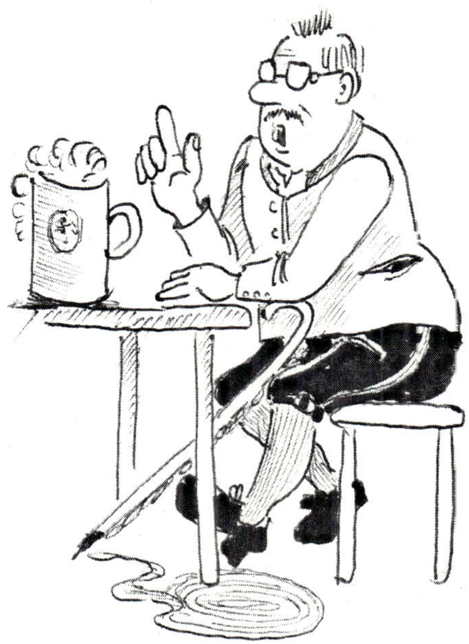

„Im Winter trink ich und singe Lieder
aus Freude, dass der Frühling nah ist –
und kommt der Frühling trink ich wieder
aus Freude, dass er endlich da ist."
Friedrich von Bodenstedt

Kleine Mengen Alkohol genügen

Grundsätzlich ist zum Alkoholgenuss zu sagen, dass bei inkontinenten Menschen meist schon eine kleine Menge Alkohol genügt, um einen unkontrollierten Urinausfluss zu verursachen. Man weiß ja, dass Alkohol entspannt und das wirkt sich hier besonders stark aus. Ein kleines Glas Wein oder ein Glas Bier ist meist gerade noch vertretbar, also Strafraumgrenze. Beim Überschreiten dieser Menge wird jedoch ein Schalter im Hirn umgelegt und der Schließmuskel kann zwar noch bewegt werden, aber meistens ohne Erfolg. Viele inkontinente Männer geben das nicht zu, trinken allerdings oft keinen Alkohol, oder eben nur, wenn sie zu Hause sind. Im Prinzip ist das vernünftig, aber man könnte es gerade gegenüber anderen zugeben.

Auf dem Weinfest

Im Herbst bin ich meistens für einige Tage in der Pfalz. Von der Unterkunft bis zum Weinfest beträgt der Weg etwa eine Viertelstunde, somit kann ich noch unbeschadet trocken hingehen. Zuvor muss ich aber überlegen, wie viele Vorlagen ich brauche und ob ich vorsichtshalber noch einen Slip mitnehme. Dann kommt die Entscheidung: Nehme ich meine Herrentasche mit oder verteile ich das ganze Zeug in Jacke und Hose. Auf einem Fest mit Zeltbetrieb und viel Rummel ist die Tasche wegen Diebstahlgefahr vielleicht doch nicht so praktisch, also verteile ich alles „am Mann". Das ist auch der Grund, weswegen ich sehr gerne mit Sakko statt mit Pullover gehe, da kann man alles in den Taschen verteilen und hat die Hände frei.

Meinem Schließmuskel bekommt das Rumlaufen und lange Stehen gar nicht, es tropft sehr viel und ich muss dreimal Rakete Stufe 1 durchführen. Wenn das so weitergeht, sind die Vorlagen bald aufgebraucht, aber noch reicht es. Der Mann vom Toilettenwagen kennt mich schon langsam und könnte mir Mengenrabatt geben. Mit meiner Frau setze ich mich ins Zelt, damit ich nicht mehr stehen muss, danach geht es besser. Als meine Vorlagen aufgebraucht sind (eine als Reserve hebe ich mir auf) gehen wir nach Hause. Ich habe richtig kalkuliert, auf dem Heimweg muss ich in einer Hofeinfahrt die letzte Vorlage wechseln. Ich habe nicht genau gezählt, aber ungefähr ein Dreiviertelliter ist heute Abend weggelaufen! „Selbst schuld, trinke halt weniger", sag ich zu mir. Meine Frau sagt nichts, sie denkt sich ihren Teil. Können Sie verstehen, dass man da langsam die Lust am Weinfest verliert?

Das war heute ein besonders erfolgreicher Tag, für die Herstellerfirma von Vorlagen natürlich! Kein Tipp, aber mein Vorschlag: Diese Firmen könnten einen Verkaufsstand ihrer Produkte gleich neben der Toilette aufstellen. Was ich jetzt schildere, hat mit Inkontinenz nichts zu tun, das ist ein ganz alter, aber unanständiger Trick, mit dem sich manche unkultivierten Männer bei Volksfesten den Gang zur Toilette ersparen. Sie pinkeln ganz vorsichtig an den Spazierstock und lassen es den Stock entlang auf den Boden laufen! Einige Menschen kommen auf die unmöglichsten Ideen.

Pfälzer Abend daheim

„Mir Pälzer sinn, so will mir's dünke,
Enn sonderbarer Menscheschlag,
sinn mer lustig, tun mir trinke
sinn mer traurig, trinke mir aach!"

Heute haben wir Freunde zu einem „Pfälzer Abend" eingeladen. Es gibt ein deftiges Essen und dazu süffige, erdige und fruchtige Weine, deshalb langen alle kräftig zu. Mir schmeckt er auch sehr gut, zu gut, denn schon nach einem Viertel Wein beginnt sich – wie befürchtet – die Vorlage zu füllen. Aber ich bin natürlich unvernünftig und genehmige mir neben viel Leitungswasser im Laufe des Abends noch zwei weitere Viertel Silvaner, nach dem Pfälzer Spruch:

„Enn Pälzer Mann unn Woiverbot,
der iss im Lewe ja schon dod!"

Das muss ich aber büßen, denn alle 30 Minuten ist die Vorlage mit circa 80 Millilitern gefüllt. Also heißt es immer wieder: Raus auf die Toilette, um die Vorlage zu wechseln, danach Hände waschen, fröhlich zu den Gästen zurück und so tun, als ob nichts wäre. Damit ist auch das Problem mit Alkohol angesprochen. Wer hier sündigt und unvernünftig ist, muss es eben büßen. Aber da ich daheim bin, sind die „Wechselvorgänge" relativ problemlos und ich kann dann auch öfters gleich den Slip mit wechseln. Es ist schon sehr lästig, die Gäste zu verlassen, um sich dann wieder auf der Toilette rumzutreiben. Trotzdem war es ein fröhlicher Abend.

Tipp: Entweder vernünftig sein und nur ein Glas trinken oder aber über die Stränge schlagen und dann dafür zu büßen. So bleibe ich bei meinem Trinkspruch:

Trink, solang der Becher winkt, nütze deine Tage,
ob du morgen auch noch trinkst, das ist eine Frage.

Kapitel 16

Ratschläge von Unwissenden

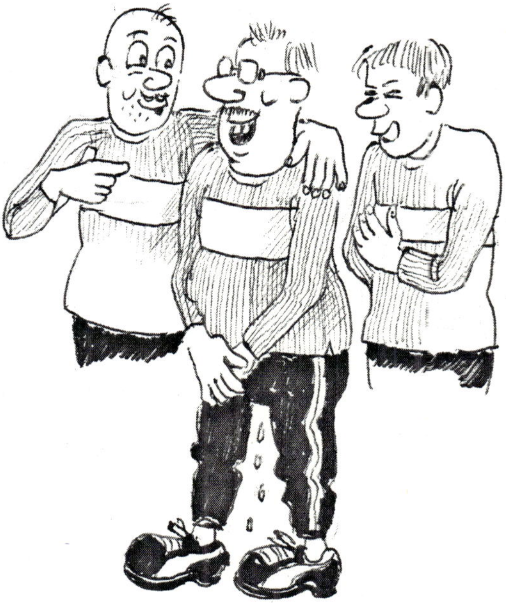

Kennen Sie das Porzellansyndrom:
„Er hat nicht mehr alle Tassen im Schrank"?

Ich kann sie nicht mehr hören

Meine Mitstreiter von der Selbsthilfegruppe (SHG) und ich können viele solcher Redensarten nicht mehr hören, wenn sie auch gut gemeint sind. Diese Vorschläge und Sprüche kommen nur von Ahnungslosen. Hier ein paar Beispiele zu den Ratschlägen:

„Du musst das einfach ignorieren!"

Mein Kommentar: Ich bin davon überzeugt, dass in gewissen leichten Fällen dies eventuell durchaus möglich ist, aber es ist leicht gesagt, nicht dran zu denken, wenn man spürt, dass der Urin, die Hosenbeine herunter läuft! Von der Psyche her habe ich viel getan. Ich habe das ständige Tröpfeln einfach ignoriert, aber wenn die Hose ganz nass war, musste ich Rakete Stufe 2 oder 3 durchführen. Dann habe ich mit meiner Blase und dem Penis ein Gespräch geführt: „Ihr gehört mir, tut mir den Gefallen und haltet den Urin jetzt zurück!", und anschließend mit dem Schließmuskel gesprochen: „Willst du mir helfen oder willst du mich bloß noch ärgern? Also bitte, unterstütze mich!" Alle Gespräche waren vergebens, leider wieder absolut nichts! Du kannst mit dem Penis reden, kannst ihn schütteln und auch klopfen, in die Hose laufen weiterhin alle Tropfen! Hier kann die Psyche nicht mehr helfen!

„Das ist vom Kopf her gesteuert, nicht dran denken!"

Ein kleines Beispiel zu diesem Thema: Ein Inkontinenter kommt zu seinem Freund und sagt: „Seit meiner Prostatektomie pinkle ich oft in die Hose und laufe mit nassen Hosen rum. Das ist mir so peinlich!" Sein Freund riet ihm zum Psychiater zu gehen. Nach einiger Zeit trafen sie sich wieder und sein Freund fragte: „Na, hat die Behandlung beim Psychiater etwas genützt?" Antwort: „Ja, es hat mir sehr geholfen, ich pinkle zwar weiterhin in die Hosen, aber jetzt ist es mir nicht mehr peinlich.

Nun aber im Ernst, von der Psyche her, ich habe es oft versucht. Ich persönlich schreibe mir in diesem Buch den Frust einfach weg! Weitere Ratschläge von Nichtbetroffenen:

„Das gibt sich schon wieder, du musst nur etwas Geduld haben."

Mein Kommentar: Das hört man ja bei vielen Krankheiten, und auch das ist nicht besonders aufbauend. Ich habe schon viele Jahre lang Geduld, anderen geht es ähnlich.

„Es gibt Schlimmeres!"

Mein Kommentar: Natürlich, es gibt immer und bei jeder Krankheit etwas Schlimmeres, das ist eine reine Floskel, die im Prinzip immer stimmt. Wenn ich an Stuhlinkontinenz oder an Stomaträger denke, geht es mir natürlich bestens.

„Ich verlier auch immer was!"

Mein Kommentar: Ein paar Tröpfchen Verlust wären gut zu ertragen, aber leider ist es meistens ein viertel bis halber Liter und noch mehr! Manchmal möchte ich demjenigen die gesammelten und gefüllten Vorlagen von einem Tag (natürlich gut und hygienisch verpackt) in die Hand drücken.

Kapitel 17

Sport

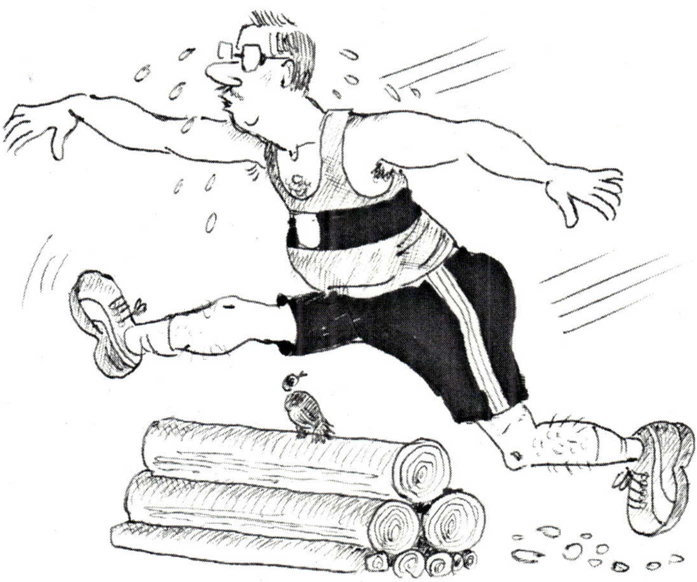

„Woran erkennt man die Kondition eines Mannes?
Der eine nimmt zwei Treppen auf einmal,
der andere nimmt zwei Tabletten auf einmal!"

Joggen

Durch eine Wette kam ich als Sechzehnjähriger zum Laufen. Kurz nach der Währungsreform wettete ich mit einigen Kameraden vom Gymnasium um fünf Mark der neuen Währung, von Edenkoben nach Neustadt an der Weinstraße zu laufen. Das waren circa zehn Kilometer und für mich sehr viel Geld. Für die anderen pro Mann nur 50 Pfennige. Ich lief um mein Leben, nein, um viel Geld der neuen DM und habe die Wette gewonnen. Später merkte ich, dass es mir eigentlich Spaß gemacht hatte. Seit dieser Zeit lief ich in der Woche zwei bis drei Mal etwa 10 bis 15 Kilometer, auch später beim Bundesgrenzschutz und auch danach bei der Bundeswehr. Durch viele Geländeläufe konnte ich meine Kondition ständig verbessern! Warum ich das hier so ausführlich erzähle? Weil ich nach der Prostatektomie mit dem Joggen ganz aufhören musste, was mir heute noch sehr schwerfällt. Ich glaube, dass jeder, der diesen Ausdauersport betreibt, mir das nachfühlen wird. Noch heute, wenn ich Jogger laufen sehe, kommt bei mir ein komisches Gefühl auf. Nach der OP habe ich einige Male wieder versucht zu laufen, aber nachdem ich in kurzer Zeit den gesamten Urin verlor, hörte ich damit auf. Ich kenne einen, der lief mit Inkontinenz einen Marathon – allerdings mit einem Kondom und Beinbeutel. Das halte ich wohl für etwas übertrieben Mein Ding ist das jedenfalls nicht, denn Beckenboden und Schließmuskel werden beim Joggen und hüpfenden Bewegungen sehr stark beansprucht. Ich musste mir halt neue Sportarten suchen – c'est la vie!

Tipp: Suchen Sie sich eine andere Sportart aus, die den Beckenboden nicht so sehr belastet, den persönlichen Neigungen entspricht und Spaß macht. Ich fahre beispielsweise jetzt oft mit dem Fahrrad in die Stadt, um Besorgungen zu machen. Das ist ziemlich problemlos.

Auf dem Rennrad

Nach der Prostatektomie habe ich mich aufs Rennradfahren verlegt. Ich fahre möglichst mehrmals in der Woche eine 50 bis 60 Kilometer große Runde im Allgäuer Voralpenland und bin daher einigermaßen fit.
Bei der *Deutschlandtour* war 2007 Sonthofen Start- und Zielort. Nach dem Start der Profis konnten Hobbyradler eine Radrunde mit circa 60 Kilometern auf den Spuren der Profis fahren. Es gab zwar kein Zeitlimit, aber bei der Spitzengruppe wird meistens ein flottes Tempo vorgelegt, und auch ich fahre nicht gerade mit den Langsamsten.

Für die 60-Kilometer-Strecke brauchte ich genau zwei Stunden Fahrzeit, also ein guter Schnitt. In den zwei Stunden habe ich circa zwei Liter Wasser und Cola getrunken und auf normalem Wege – also beim Pipi machen – rund 800 Milliliter „entsorgt". Am Schluss waren in der Vorlage nur acht bis zehn Gramm! Das ist für diese Anstrengung wirklich wenig. Nun kommt natürlich gleich das Argument: „Na klar, durch den Sattel wird die Harnröhre abgedrückt und daher kommt kein Urin." Das kann zwar teilweise stimmen, aber ich habe einen speziellen, in der Mitte geteilten Sattel, bei dem kein Druck auf die Harnröhre erfolgt. Durch diesen Sattel habe ich auch nicht das bekannte und gefürchtete, „Summen" und „taube Gefühl" im Schritt.

Die wenigen Gramm in der Vorlage sind also wieder ein Argument, dass ich eigentlich nur noch Fahrrad fahren sollte, denn dann wäre ich immer ziemlich trocken! Ich kenne aber einige Betroffene, die können nicht Rad fahren, bei denen tropft es dabei ununterbrochen. Somit sieht man wieder, es ist von Mensch zu Mensch grundsätzlich sehr verschieden.

Tipp: Wenn Sie mit Rennrad oder Mountainbike fahren wollen, probieren Sie in einem Fachgeschäft die speziellen Sättel aus. In einem guten Geschäft können Sie einen Sattel über mehrere Tage kostenlos probieren.

Testen Sie so lange, bis Sie den richtigen Sattel gefunden haben, der keinen unangenehmen Druck im Genitalbereich erzeugt. Dies sind meistens nicht einmal die teuersten!

Tanzen

Leider macht auch das Tanzen keinen Spaß mehr; ich habe gerne getanzt. So waren wir bei einer Feier eingeladen, wo eine gute Kapelle spielte. Nach kurzer Zeit konnte man sich den einladenden Rhythmen nicht mehr entziehen. Ich tanzte mit meiner Frau gleich einen langsamen Walser und danach einen Rock 'n' Roll. Schon beim ersten Tanz spürte ich, wie sich die Vorlage schnell füllte, und beim Rock 'n' Roll wurde es eigentlich ungemütlich. Ich hätte wegen fortschreitender Nässe in der Vorlage aufhören sollen! Leichtsinnig, wie ich nun mal bin, ging dann mein Temperament durch und ich tanzte den Tanz zu Ende. Dann ist aber alles übergelaufen und auch die Hose war nass! Meine Frau sagte ganz locker: „Hättest du eben rechtzeitig aufgehört." Ich führte erst mal Rakete Stufe 2 auf der Toilette durch. Meine Hose war so nass, dass ich dann aber nach Hause fuhr, weil wegen GAU „Sonderstufe Rakete 4" fällig war! Daheim habe ich zuerst geduscht, dann andere Kleidung angezogen. Anschließend erschien ich völlig frisch wieder am Tisch und sagte: „Hallo, da bin ich wieder, jetzt geht es erst richtig los!" Sie sehen, was es für absurde Situationen gibt! Man muss aber nach dem Motto leben: Immer Humor zeigen, wenn es auch schwerfällt.

Tipp: Bleiben Sie vernünftig und machen Sie nicht so verrückte Sachen wie ich. Solche Kapriolen muss man fast immer büßen.

Bergwandern

Im Juni ist im Allgäu die Zeit der Alpenrosenblüte. An einem herrlichen Tag unternahm ich mit einigen Kameraden eine Bergtour. Die Strecke ist nicht schwer, aber wir mussten schon einige Stunden wandern. Zwischendurch habe ich mit der Kamera ein paar besonders schöne Blüten in Nahaufnahme fotografiert. Das Bücken ist für die Kontinenz nicht sonderlich bekömmlich, denn durch diese unnatürliche Haltung tropften bei jedem Motiv 30 bis 50 Gramm in die Vorlage. Das sind pro Bild drei bis fünf Tropfen, aber was kostet ein Bild inklusive der Tropfen? Wem kann ich diese Kosten wohl in Rechnung stellen und wie soll ich das berechnen?
Also, ich musste mehrere Vorlagen wechseln. Die Bergwanderung von fünf Stunden war von der Kondition her kein Problem, aber alle 60 Minuten liefen 80 bis 120

Gramm in die Vorlage. Im Rucksack hatte ich außer Proviant genügend Vorlagen dabei. Schließlich habe ich einschlägige Erfahrungen. Der Rucksack enthält immer, außer den benötigten Vorlagen, noch ein bis zwei Slips, falls doch etwas schiefläuft! Für alle Fälle hatte ich – Erfahrung macht klug – noch eine leichte Leinenhose dabei, die ich aber diesmal nicht benötigte.
Gegen Ende der Bergtour kehrten wir in einer bewirtschafteten Alpe ein. Meine Kameraden löschten ihren Durst mit einem frischen Weizenbier. Genügsam wie ich bin (von wegen, ich mag kein Hefeweizen) trank ich ein Skiwasser. Das ist Brunnenwasser mit Johannisbeersaft. Schmeckt wirklich sehr gut und hat keinen Alkohol, also keine treibende Wirkung.

Tipp: Bei einer Bergwanderung sollte man als Inkontinenter zur Einkehr nicht unbedingt Bier trinken, lieber Tee oder Wasser, denn alkoholische Getränke haben eine treibende Wirkung. Zudem ist der Abstieg ohnehin für die Inkontinenz nicht sehr förderlich, da Bergablaufen sehr kritisch ist. Der Druck auf den Beckenboden verstärkt sich sehr und kann auch durch Wanderstöcke kaum gemildert werden. Stöcke schonen zwar die Kniegelenke, aber der Beckenboden wird dadurch nicht entlastet. Bitte genügend Vorlagen mitnehmen.

Skilaufen

Da ich gerne Ausdauersport betreibe, habe ich mich auf Skilanglauf verlegt und bevorzuge die Skatingtechnik; so kommt man flotter voran, und wenn man die Technik einigermaßen beherrscht, macht es Spaß. Beim Skaten verliere ich in ein bis zwei Stunden höchstens zehn Gramm. So genau kann man das nicht feststellen, weil auch viel Schweiß von der Vorlage aufgesaugt wird. Aber dieser Verlust ist erträglich, wenn ich das mit dem Verlust beim Wandern vergleiche.

Turnen

Halt dich gesund und fit –
mach bei der Männerriege mit!

Seit vielen Jahren ist am Montag der „heilige" Turnabend in der Männerriege. In dieser Sportgruppe sind Männer, die ihr Leben lang Sport getrieben haben. Die Turnstunde beginnt kurz nach 20 Uhr mit Aufwärmübungen. Wir haben zwei Vorturner, welche sich die Sportstunde aufteilen. Vorturner A lässt uns zum Aufwärmen gerne im Kreis laufen, zwischendurch werden viele gymnastische Lockerungsübungen für den gesamten Körper durchgeführt. Die ersten 10 Minuten geht es mit der Kontinenz noch ganz gut, dann aber füllt sich die Vorlage allmählich und ich kann die erste halbe Stunde nicht trocken durch-

halten, sondern muss spätestens nach etwa 20 Minuten auf der Toilette die Vorlage wechseln (Rakete Stufe 1), denn jetzt sind etwa 60 Gramm Urin in der Vorlage. Bei der anschließenden Gymnastik wird meistens viel im Liegen, Knien und in Rückenlage geübt. Dann wird der Schließmuskel entlastet und kann sich entspannen.
Bei unserem Vorturner B läuft es etwas anders ab. Anstelle vom Laufen im Kreis mit Übungen sind es diverse Übungen auf der Stelle mit vielen hüpfenden Bewegungen. Dazu benutzen wir Sportgeräte wie Sprungseil, Theraband und ähnliche.
Dies ist im Prinzip für mich gleich, auch hier geht es nur 15 Minuten gut und dann muss ich zur Toilette, um Rakete Stufe 1 durchzuführen, der Urinverlust ist auch etwa 60 Gramm. Wenn ich die anderen Turnkameraden beobachte, wie sie auf der Stelle begeistert hüpfen, stinkt mir das gewaltig, denn wenn ich nur ein wenig hüpfe, kann ich den Urin nicht mehr halten. Da kann ich den Schließmuskel anspannen, es nützt nichts.
Der zweite Teil dieser Gymnastik ist dann wieder für mich besser, weil ich in Rückenlage oder im Vierfüßlerstand für mich üben kann. So mache ich immer zwischendurch bei der Gymnastik einige Beckenbodenübungen.
Nach dem Turnen wird in einer Gaststätte bei angeregtem Gespräch auch der Durst gelöscht. Hier muss ich mich wie immer seit meiner OP sehr zurückhalten. Ich trinke erst eine Apfelsaftschorle und danach genehmige ich mir

manchmal ein viertel Liter Wein mit einem halben Liter Wasser. Durch die vorangegangenen Anstrengungen ist die Beckenbodenmuskulatur überbelastet, denn ich spüre, wie Urin in meine Vorlage läuft.
Dann gibt es noch eine schwierige Situation für mich. Wenn ein Turnkamerad Geburtstag hat, ist es bei uns Sitte, dass ihm offiziell gratuliert wird. Der Betreffende geht dann mit seinem Glas von Tisch zu Tisch und stößt mit jedem an. Dazu muss man natürlich aufstehen und das ist für den Schließmuskel nicht sehr gut. Ich kann mich anstrengen, so sehr ich will, und den Schließmuskel anspannen – hier geht immer ein kräftiger Schuss in die Vorlage. Wenn wir anschließend in Fahrgemeinschaft nach Hause fahren, gehe ich vorher nochmals auf die Toilette. Trotzdem fängt es auf dem Weg zum Auto an zu tropfen und ich muss auf den Sitz immer eine Jacke legen, denn ich will das Auto des Kameraden nicht einnässen. Zu Hause angekommen wird ganz schnell Rakete Stufe 2 oder Stufe 3 durchgeführt, denn oft ist auch die Hose etwas nass geworden. Wenn ich dann ein halbe Stunde auf dem Stuhl oder auf der Couch sitze, hat sich alles wieder normalisiert.
Wie man sieht, ist so ein Turnabend eine anstrengende Angelegenheit, aber ich möchte nicht darauf verzichten. Hier erhalte ich meine Fitness und pflege die Kameradschaft, denn es ist eine tolle Gemeinschaft.

Tipp: Nach dem Turnen sollte ein Inkontinenter keinen Alkohol trinken, weil dann der beanspruchte Schließmuskel vollkommen außer Gefecht gesetzt wird. Er macht selbstständig, was er will, und gehorcht nicht mehr.

Kapitel 18

Diverse Erlebnisse

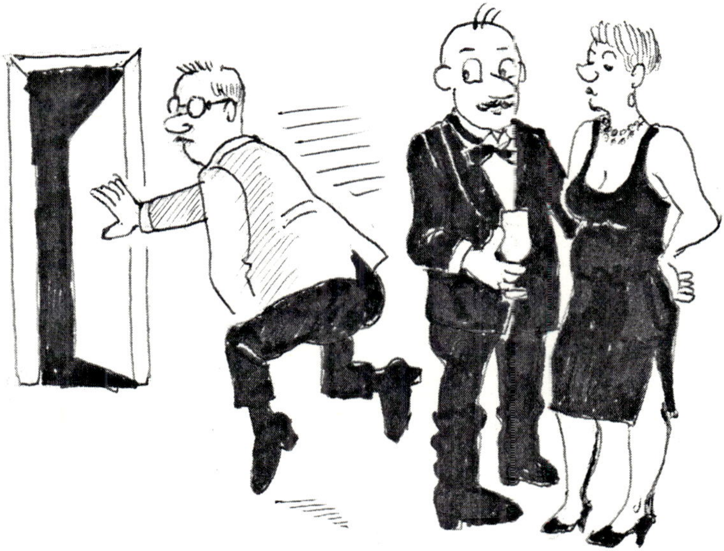

„Es ist immer erfolgreicher, sich auf etwas Positives zu konzentrieren, das uns begeistert, als auf etwas Unangenehmes, was wir loswerden wollen."

Auf der Restauranttoilette

Ich musste in einem Speiserestaurant dringend Rakete Stufe 1 durchführen. Die Toilettenkabine war besetzt, nur die Pinkelbecken waren frei und der Raum leer. Also ganz schnell Hose runter bis kurz übers Knie, Slip ebenfalls, die frische Vorlage bereithalten und die nasse Vorlage entnehmen. Genau in dieser Situation kamen zwei Männer fröhlich plaudernd in die Toilette. Beide stellten sich links neben mich an die Becken, denn ich hatte mich – taktisch klug – rechts in die Ecke gestellt. Mein linker Nachbar schaute unauffällig in meine Richtung und beobachtete, was ich da machte. Sein Nebenmann hatte noch nichts mitbekommen und redete mit ihm. Dieser aber stieß ihn unauffällig an und zeigte mit dem Kopf in meine Richtung. Was der wohl dachte? „Onaniert da einer oder was macht der denn da Komisches?" Ich habe nun wirklich keine Hemmungen, aber in dieser Situation war es sogar mir ein wenig peinlich, denn ich wusste wirklich nicht, wie ich mich verhalten sollte. Es gab verschiedene Möglichkeiten:

- Soll ich alles ignorieren und mich weiter trockenlegen?
- Soll ich reagieren und etwas sagen, aber was?

- Soll ich ausführlich meine Situation schildern?
- Soll ich etwas murmeln und die Toilette verlassen?

Ein Kurzvortrag über Probleme nach einer Prostatektomie könnte vielleicht Verständnis wecken, aber die Herren waren noch zu jung, um dies zu verstehen, und in diesem Alter hat man andere Sorgen, also ist es wohl auch nicht das Richtige. Wie hätte ich mich da verhalten sollen? Ich murmelte schnell etwas wie: „Ich habe ein gesundheitliches Problem“, aber diese Äußerung war vielleicht nicht gerade ideal. Danach ging ich mit einem unguten Gefühl ins Restaurant und war mit mir selbst nicht zufrieden. Im Restaurant ging es erst richtig weiter. Die beiden Herren verließen angeregt plaudernd die Toilette und setzten sich zu ihren Damen an den Tisch. Der Herr, der direkt neben mir stand, erzählte am Tisch offensichtlich die erlebte Situation, denn alle vier schauten dauernd abwechselnd verstohlen zu mir her. Im Prinzip könnte mir das eigentlich egal sein, denn ich kannte die Herrschaften nicht, aber das war wirklich nicht befriedigend. Hiermit habe ich wieder einmal eine typische Situation geschildert, weswegen eben viele Betroffene nicht mehr in die Öffentlichkeit gehen. Sie wollen sich nicht blamieren.

Tipp: Man sollte immer einen mehr oder weniger dummen Spruch auf Lager haben, damit man schlagfertig reagieren kann, aber das ist leichter gesagt als getan.

Übrigens, wissen Sie, was Schlagfertigkeit ist?
„Schlagfertigkeit ist, wenn man 24 Stunden später weiß, was man hätte sagen können!"

Neujahrsempfang

„Der Augenblick gehört dem Festsaal, das Leben dem Wartesaal!"
Hellmut Walters

Traditionell ist bei uns Mitte Januar der Neujahrsempfang der Stadt und der Bundeswehr. Man trifft viele Bekannte und kann auch neue Kontakte knüpfen. Meistens bin ich auch dort, und ich möchte Ihnen einmal schildern, was bei mir „hinter den Kulissen" vorgeht.
Beim Getränk halte ich mich an Orangensaft, denn schon ein kleiner Schluck Alkohol kann sehr schnell einen unerwarteten Urinschub auslösen. Die erste halbe Stunde geht es noch ganz gut. Ich spüre einige Tropfen, die in die Vorlage laufen, aber ich kann noch konzentriert der Ansprache folgen. Nach einer knappen Stunde ist die Vorlage schon fast voll, und so begebe ich mich mit vorsichtigen Schritten Richtung Toilette. Zwischendurch führe ich

noch einige Gespräche, aber es erfordert viel Konzentration von mir, denn die Vorlage wird immer schwerer und ich muss mich beeilen. Aber ich soll schließlich Contenance bewahren, das ist natürlich nicht ganz einfach. Oft sind es fröhliche Wortgeplänkel und ich bin auch immer für lockere Sprüche zu haben, aber mit voller Vorlage wird man nicht unbedingt dazu angeregt.

Manche werden jetzt denken, warum nimmt er gerade jetzt keine größere Vorlage, aber die Gründe hierfür habe ich schon ausführlich erklärt (siehe Kapitel 13, „Anforderungen an die Vorlagen"). Auf der Toilette ist niemand, somit kann ich problemlos Rakete Stufe 1 durchführen. Beinahe wäre auch der Slip nass geworden, aber ich habe es gerade noch geschafft. Danach gehe ich zum Empfang zurück und treffe einen Herrn, von dem ich genau weiß, dass er Inkontinenzprobleme hat, aber nie darüber redet. Da reitet mich der Teufel und ich erzähle ihm, dass ich gerade von der Toilette komme, da ich nach der Prostatektomie Schwierigkeiten mit der Kontinenz habe. Seine einzige Reaktion ist: „Das muss ja sehr unangenehm sein!", sonst nichts. Wir unterhalten uns noch einige Minuten, aber das Thema ist für ihn tabu! Hier sieht man, dass viele Männer aus Scham das Thema verschweigen, wie es im Inneren aussieht, geht niemand was an. Er lässt sich seine Vorlagen auch immer von seiner Frau einkaufen.

Nun gibt es noch einige musikalische Darbietungen, weil ich aber die ganze Zeit stehen muss, wird bald wieder Rakete Stufe 1 fällig. Der Gang zur Toilette ist jetzt einfacher, weil sich der Kreis von Besuchern gelockert hat. Aber kurz vor der Toilette treffe ich einen gehbehinderten älteren Bekannten, der mich in ein Gespräch verwickelt. Er erzählt mir, dass er so froh sei, heute bei dem Empfang dabei sein zu können, nachdem er so krank gewesen war. Meine Erziehung verbietet mir, ihn zu unterbrechen und so höre ich ihm geduldig zu. Inzwischen wird meine Vorlage immer voller, der Urin tropft immer stärker. Hier ist vielleicht auch der psychische Druck beteiligt, dringend zum Wechseln der Vorlage auf die Toilette zu müssen, aber trotzdem stehen zu bleiben. Ich bin da zu gutmütig, denn aus lauter Höflichkeit wird die Vorlage immer voller und der Slip nass. Jetzt stößt ein weiterer Gesprächspartner dazu, ich stelle ihn kurz dem älteren Herrn vor und kann dann den Ort des Geschehens verlassen. Auf der Toilette muss ich nun Rakete Stufe 2 durchführen; in meinem Alarmgepäck habe ich einen Slip, den ich mit dem angefeuchteten austauschen kann. Es ist so richtig erbauend: Im Hintergrund höre ich die Blasmusik spielen und dabei bin ich in der Toilette mit dem Wechseln der Hosen beschäftigt. Ich denke an das Gespräch von vorhin, bekomme einen regelrechten Lachanfall, so komisch war die Situation! Nachdem ich alles erledigt habe, ordne ich mein Herrentäschchen, gehe gut gelaunt zurück und muss immer noch lachen.

Tipp: Man sollte auch über sich selbst herzlich lachen können, mehr kann ich dazu nicht sagen.

In der Autowaschanlage

„Wer sich selbst nicht helfen will, dem ist nicht zu helfen“
Pestalozzi

Kurz vor Weihnachten fuhr ich meine Frau zum Friseur. Es war ein warmer Wintertag, einige Grad über null und herrliches Wetter. Ich vereinbarte mit meiner Frau, dass ich sie in einer Stunde wieder abhole.
Weil so schönes Wetter war, kam mir der Gedanke, das Auto durch die Waschanlage zu fahren. Die Waschanlage liegt fast am Weg – also nichts wie hin. Dort gab es wohl aufgrund des schönen Wetters circa 15 Minuten Wartezeit, und so bestand Gelegenheit, mit ein paar Bekannten ein wenig zu plaudern. Ich hatte den Zündschlüssel nicht abgezogen und die Beleuchtung war eingeschaltet. Als ich wegfahren wollte, war die Batterie leer, der Motor konnte nicht mehr gestartet werden. Es handelt sich um einen Wagen mit Automatik, das heißt man kann ihn nicht an-

schieben, sondern der Motor muss fremd gestartet werden.
So, jetzt hatte ich den Salat, denn die Zeit drängte und ich wollte meine Frau beim Friseur abholen. Ich spürte, wie sich die Vorlage langsam füllte. Jetzt war ein Vorlagenwechsel dringend erforderlich, aber wegen der Kürze der Strecke hatte ich leider mein Alarmgepäck mit Vorlagen und Ersatzslip nicht dabei. Ich war halt mal wieder so richtig leichtsinnig gewesen.
Es war ja auch nicht geplant, das Auto zu waschen. Das war nur so eine meiner spontanen Ideen. Jetzt stand ich hinter der Waschanlage und konnte mit dem Auto nicht weg. Mit zwei hilfsbereiten Menschen schoben wir das Auto aus der Waschanlage ins Freie. Der freundliche Tankwart sagte, dass er den Motor mit einer Fremdbatterie starten könne, aber im Moment habe er zu tun, es würde eine Weile dauern. Den Friseur konnte ich nicht anrufen, da ich mein Handy nicht dabei hatte, in dem die Telefonnummer des Geschäfts gespeichert ist. Also zu Fuß zum Friseur (15 Minuten) und auf dem Weg dorthin: tropf, tropf, tropf – lief die Vorlage voll. Ich spürte, wie auch der Slip nass wurde! Endlich war ich beim Friseur, verständigte kurz meine Frau, dass sie zu Fuß heimgehen könne, weil ich mich ums Auto kümmern müsse. Dann wieder zurück zum Auto an der Waschanlage. Nun ging ich immer langsamer, denn mit nassen Hosen läuft es sich nicht besonders gut.

Inzwischen lief natürlich die Vorlage voll, der Slip wurde nass und nässer, da unten wurde es schwer und schwerer. So ein Mist! An der Tankstelle startete dann der nette Tankwart mein Auto – nochmals vielen Dank! Jetzt aber nix wie heim mit der nassen Hose. Auf dem Fahrersitz liegt glücklicherweise immer ein Kissen, damit der Sitz nicht fleckig wird, ich habe schließlich Erfahrung.

Zu Hause angekommen fuhr ich entgegen meiner Gewohnheit direkt vor die Haustür. Zum Glück begegnete mir niemand, mit dem ich hätte sprechen müssen. Ich bin ganz schnell in die Wohnung und habe Rakete 4 durchgeführt. Gleichzeitig musste ich mir den Kommentar von meiner Frau anhören: „Hättest du halt deine Tasche mitgenommen!" Dabei war ich auf mich selbst stinksauer und musste mir zu allem Überdruss das auch noch mal sagen lassen.
Nach dem Duschen war ich wieder zu allen Schandtaten bereit, aber meine Frau hatte einen guten Vorschlag: „Ruh dich erst ein wenig aus!" Das war wirklich eine vernünftige Idee. Ich legte mich aufs Bett und konnte vollkommen abschalten und über den ganzen Quatsch nachdenken.

Tipp: Immer, auch bei kurzen Wegen „kleines Alarmgepäck" (die Tasche mit Kontinenz-Zubehör) mitführen, denn man weiß ja nie, ob man aufgehalten wird. Das kann man nicht oft genug sagen, denn gerade bei nur kurz geplanter Abwesenheit denkt man: „Ich bin gleich wieder zurück!" Aber sehr schnell kann es passieren, dass man jemand trifft, sich verplaudert, und schon bahnt sich eine mittlere Überschwemmung an. Wenn dann keine Ersatzvorlage greifbar ist, sieht es bitter, nein, nass aus. Schon ein kurzer Gang zum Bäcker hat sich bei mir einmal zu einem mittleren Drama entwickelt.

Kapitel 19

Deutsche Kontinenz Gesellschaft und Selbsthilfegruppe

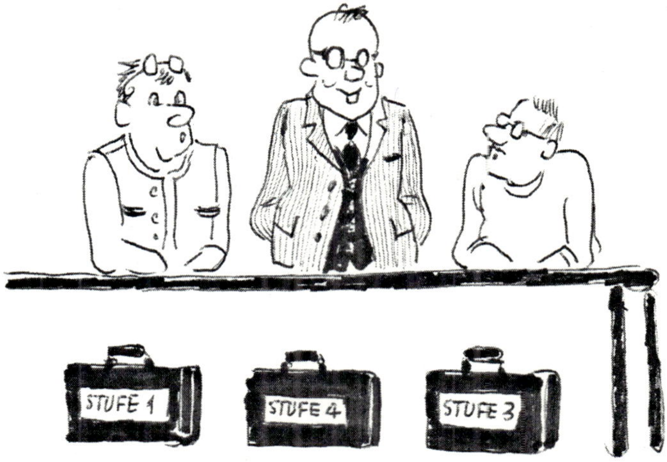

„Einen Karren aus einem Morastloch herauszustemmen,
ist oft viel schwieriger,
als sich nach einem neuen Karren umzuschauen."
Bodo Schäfer

Zielsetzungen der Deutschen Kontinenz Gesellschaft

Eine Mitgliedschaft bei der Deutschen Kontinenz Gesellschaft e. V. kann ich nur empfehlen. 1987 wurde sie als gemeinnütziger Verein gegründet und ist eine medizinisch-wissenschaftliche Gesellschaft, die sich die Förderung von Maßnahmen zur Prävention, Diagnostik, Behandlung und Versorgung der Harn- und Stuhlinkontinenz zum Ziel gesetzt hat, ebenso die Anerkennung der Inkontinenz als eigenständige Krankheit. Aus eigener Erfahrung kann ich nur bestätigen, dass sich jeder Betroffene dort eingehend und kostenfrei beraten lassen kann. Ihre Frage wird an Fachleute weitergeleitet, und Sie bekommen eine vernünftige und aussagekräftige Antwort.
In den Heften *Kontinenz Aktuell* (dreimal jährlich) werden Sie über die gegenwärtigen Erkenntnisse und Forschungsergebnisse informiert. Hierdurch sind Sie immer auf dem neuesten Stand. Gleichzeitig erhalten Sie nützliche Tipps und Adressen von Kliniken, Reha-Zentren, Ärzten und auch von Kontinenz-Selbsthilfegruppen (SHG).

Durch gezielte Öffentlichkeitsarbeit will die Gesellschaft Inkontinenz aus der Tabuzone herausholen und Betroffenen mit Angehörigen Rat und Hilfe leisten. Forschung, Lehre und Praxis in der interdisziplinären Behandlung werden gefördert und koordiniert.

Die Selbsthilfegruppe und ihre Themen

Nachdem ich einige Monate vollkommen inkontinent war, dachte ich über die Gründung einer Selbsthilfegruppe nach, da ich gehört hatte, dass man dort Rat und Hilfe bekommt. Daher gründete ich mit Unterstützung der Deutschen Kontinenz Gesellschaft eine SHG in Sonthofen. Bei unseren Treffen sprechen wir über Themen, die wir im Freundes- und Familienkreis eigentlich nicht so besprechen können, weil nur wir selbst dieses Problem haben. Alle anderen glauben zwar, uns zu verstehen, aber sie können sich nie ganz in unsere Lage versetzen. Wir wurden im Laufe der Jahre eine kleine verschworene Gemeinschaft. Besonders wichtig ist es, einen Leidensgenossen, der gerade ein großes Tief hat, aufzurichten und ihm wieder Lebensmut zu geben.

Wir treffen uns einmal im Monat, und mit der Zeit hat es sich ergeben, dass eigentlich nur Männer kommen. Vielleicht liegt es daran, dass ich als Mann die Gruppe leite. Es ist jedoch nicht unbedingt ein Nachteil, denn wir können völlig offen über Probleme nach einer Prostatektomie reden. Häufige Themen in der SHG sind:

- Inkontinenz nach der OP
- Erlebnisse bei Urologen
- Nebenwirkungen bei Medikamenten
- Operationstechniken
- Inkontinenzprodukte
- Zuzahlung bei Hilfsmitteln
- verlorene Potenz (siehe Kapitel 23)

Wir sind eine lockere Runde, haben viel Spaß dabei und machen über Inkontinenz und Impotenz auch viele Witze. So lockern wir auch ernste Themen auf, denn bei unserer SHG wird nicht nur informiert und gefachsimpelt. Wollen Sie einen Witz lesen?

Das Ehepaar liegt im Bett und möchte schnackseln, aber bei ihm rührt sich nichts. Zärtlich schmiegt sie sich an ihn und fragt: „Bist du früher oft fremdgegangen?" Er sagt spontan: „Nur einmal!" Darauf sagt sie: „Gell, dieses eine Mal sollten wir jetzt noch in Reserve haben!"

Die Frage nach dem derzeitigen Zustand wird meistens ausführlich beantwortet. Alle wissen, dass diese Frage keine Floskel ist, sondern dass man sich um die Probleme des anderen ernstlich kümmert.

In der SHG sind alle inkontinent mit unterschiedlicher Stärke, aber bei jedem sind die Beschwerden anders gelagert. Lediglich beim Gehen und Stehen sind einheitlich die meisten Probleme. Einige machen jeden Tag Beckenbodengymnastik, andere ein- bis dreimal in der Woche, wieder andere haben es ganz aufgegeben.

Neuzugang in der Selbsthilfegruppe

Wenn Neue dazustoßen, ist erst einmal ein großes Hallo, denn häufig ist der Neuzugang mehreren langjährigen Mitgliedern bekannt. Das ist in einer Kleinstadt ganz natürlich, hat aber große Vorteile. Die anfänglichen Hemmungen sind schnell vergessen, die „Alten“ stellen sich mit ihren Problemen kurz vor und dann berichtet der Neuzugang, wie es ihm geht. Bei den Schilderungen, wie der Ablauf der Untersuchungen war und wie es ihm nach der Operation erging, beginnt meistens ein verständnisvolles Kopfnicken.
Erfahrungen beim Umgang mit Vorlagen sind ein wichtiges Thema. Hier ist es interessant, dass die meisten – wie beim Auto – immer die gleiche Marke benützen. Man(n) ist hier an seine bevorzugte Vorlage gewöhnt und bei detaillierten Erklärungen kommen interessante Varianten zur Sprache.

Unterschiedliche Probleme

In den folgenden Zeilen schildere ich, teilweise stark verkürzt, den Verlauf einiger Krankengeschichten. Es handelt sich teils um Mitglieder der SHG Sonthofen, aber auch um andere Betroffene, die mir ihr Schicksal geschildert haben. Die Namen sind geändert.

Kurt, 71 Jahre

16.02.01 Erste PSA-Bestimmung, 14.03.01 Biopsie positiv, 24.04.01 Prostatektomie. 07.05.01 Anstieg des PSA-Werts auf 0,8 Nanogramm, danach 33 Bestrahlungen. Anschließend zwei Jahre chronischer Durchfall, der ihm auch heute noch teilweise zu schaffen macht. Die anfängliche Inkontinenz legte sich bald und er konnte danach wieder arbeiten und Sport betreiben. April 2008 Schwierigkeiten beim Wasserlassen, danach Schlitzung der Harnröhre. Auswirkung war eine leichte Inkontinenz, die sich ständig verschlechterte. August 2008 nochmalige Schlitzung, danach war er vollkommen inkontinent und konnte sich nur noch mit einer Penisklemme behelfen. Es folgten drei Monate Katheter, erst durch Harnröhre, dann durch die Bauchdecke. 28.04.09 Operation in einer Großklinik mit Advance-Schlinge. Erfolg null! Er blieb inkontinent wie zuvor, jetzt sogar in der Nacht, es wurde schlimmer. Die Aussichten auf Besserung sind äußerst gering. Er lebt jetzt ständig mit der Penisklemme, da er weitere Operationen scheut.

Hans, 74 Jahre

September 2007 Prostatektomie und seit dieser Zeit inkontinent Stufe II bis III. Weil er fast alles verliert, kam er zur SHG. Er hat sich vorher Inkontinenzhosen gekauft (Zuzahlung 90 Euro) und war natürlich fix und fertig. Er ist wenigstens in der Nacht dicht und wir haben ihm erst mal beruhigend gesagt, dass sich dies in der nächsten Zeit sicher noch bessern wird, eigentlich wider besseres Wissen. Ich habe ihm ein paar Tage danach einige vernünftige Vorlagen und bessere Pants vorbeigebracht, es war ein kleines Weihnachtsgeschenk.

Günter, 83 Jahre

2002 Behandlung mit Seeds. Er war fünf Jahre trocken, dann bekam er Beschwerden mit dem Wasserlassen. Er wurde mit Laser behandelt, damit sich die verschlossene Harnröhre wieder öffnet. Seit dieser Zeit ist er vollkommen inkontinent, auch in der Nacht. Er war natürlich total verzweifelt und hat sich damit über ein Jahr herumgequält. Er trägt ein Urinalkondom, der Urin läuft in einen Beinbeutel. Das Kondom wird mit einer Klebemasse befestigt. Sein Penis hat sich durch die Klebemasse entzündet. Vom Hautarzt bekam er gegen die Entzündung eine Salbe. Dadurch hielt das Kondom nicht mehr, rutschte ab und der Urin lief unkontrolliert weg. Er benutzt in der Nacht eine

sehr große Vorlage, wenn die verrutscht, läuft alles daneben.
Nach seinem Bericht war bei uns Schluss mit lustig, wir saßen alle ganz ruhig da, keiner wusste so recht, was man sagen sollte. Das sind die Momente, wo ein Betroffener wirklich ganz verzweifelt und suizidgefährdet ist. Nun kommt – typisch Mann – ein rationales Denken, und wir besprechen gemeinsam, was man tun kann, denn so kann man nicht weiterleben. Wir bestärken ihn, sich doch für einen künstlichen Schließmuskel als letzte Konsequenz zu entscheiden.
Ein halbes Jahr hat er sich noch damit rumgequält und dann im Dezember 2008 in einer großen urologischen Klinik die schwere Operation durchführen lassen. Es gab anfänglich große Schwierigkeiten, verbunden mit starken Schmerzen. Ich will es kurz machen, er ist jetzt trocken und kann den Urin steuern. Allerdings, eine Vorlage braucht er, denn es tropft immer nach, und er benutzt einen großen Sitzring, weil er eine Vernarbung hat, die beim Sitzen schmerzt.

Rolf, 71 Jahre

2007 Prostatektomie, danach über sechs Monate total inkontinent. Nach intensiven Beckenbodenübungen hat sich die Situation verbessert und er ist wenigstens nachts trocken. Er behilft sich mit einer Penisklemme.

Ich kenne aber auch Inkontinente, die sich mit Waschlappen und Handtüchern behelfen und in der Nacht den Penis in eine Plastikflasche stecken, damit der Urin in diesen Behälter fließen soll. Hier ist erst einmal ein großer Aufklärungs- und Beratungsbedarf.

Anfragen bei der Selbsthilfegruppe

Manchmal komme ich mir vor wie bei der Telefonseelsorge, denn ich werde als Leiter der SHG oft angerufen und um verschiedene Auskünfte gebeten. Mehr als die Hälfte der Anrufer sind Frauen, die für ihren Mann oder ihren Vater anrufen und beraten werden wollen. Der Mann hält sich meist bedeckt, und wenn überhaupt, kommt er nur widerwillig ans Telefon. Nur wenige kann ich dann dazu bewegen, einmal zum Treffen zu kommen, die Reaktion ist oft folgende: „Ich will nichts mehr davon hören, ich will meine Ruhe!"

Männliche Anrufer, die in der Nähe wohnen, nennen oftmals nicht ihren Namen, wenn sie weiter weg wohnen, stellen sie sich schon eher vor. Gleich zu Beginn des Gesprächs schildere ich meine Inkontinenz in lustiger Kurzform, dann tauen die Anrufer langsam auf und beginnen von ihren Problemen zu sprechen. Hier sieht man ganz deutlich, wie groß die Hemmungen sind, über das Thema Inkontinenz zu reden.

Viele inkontinente Männer haben aber noch Nebenkriegsschauplätze, da sie an weiteren, schwer belastenden

Krankheiten leiden: Asthma, Diabetes, Parkinson, um nur einige zu nennen! Das sind schlimme Schicksale, aber in unserer SHG fühlen sie sich wohl, denn bei uns können sie darüber lachen, weil wir sie damit auf kameradschaftliche und verständnisvolle Art und Weise auf den Arm nehmen. Auf dem Heimweg denke ich manchmal: „Mensch, geht es mir gut!"

Die Bedeutung der Selbsthilfegruppen

Mit freundlicher Genehmigung von Sonja Hanle, Koordination der Selbsthilfegruppen

Selbsthilfegruppen sind in unserer heutigen Gesundheitspolitik nicht mehr wegzudenken. Hier können die Betroffenen ihre Probleme einbringen, miteinander besprechen und Informationen austauschen. Wenn wir an die Bedeutung der Selbsthilfebewegung und den Werdegang denken, müssen wir weit zurückgehen.

Ein faszinierendes Beispiel ist das frühe Äthiopien, dort gab es vor 1.000 Jahren den Zarkult, das war eine der Gruppentherapie ähnliche Einrichtung. Kranke mit psychischen, neurologischen und gynäkologischen Erkrankungen schlossen sich zusammen. Es waren Gruppen, die im Laufe des Heilungsprozesses eine eigene Sprache entwickelten, die jedoch nur die Betroffenen kannten. Bei den Zunis, die zu dem Pueblo-Stamm der Indianer gehörten, gab es bereits im 16./17. Jahrhundert medizinische

Brüderschaften. Im Mittelalter bildeten sich die Handwerkergilden, die sozialen Halt und Schutz boten, sowie die „Freundlichen Gesellschaften“ in England, die sich auf dem ganzen Kontinent ausbreiteten. Die älteste deutsche Selbsthilfegruppe entstand 1897 als „Heufieberbund“, heute: „Deutscher Allergie- und Asthmabund“.
Erste Anfänge der „Neuen Selbsthilfebewegung“ sind Anfang der Siebzigerjahre in der Frauenbewegung, der Friedensbewegung und der Alternativbewegung zu finden. Selbsthilfegruppen im Gesundheitsbereich kamen aber bis Ende der Siebzigerjahre nicht vor. Das änderte sich erst durch Forschungsprojekte, die ab 1977 bundesweit durchgeführt wurden.
Heute gibt es für fast jedes Problem und jede Krankheit Selbsthilfegruppen. An erster Stelle sind es die medizinischen SHGs, ebenso wie psychologisch-therapeutische, bewusstseinsverändernde, lebensgestaltende, arbeitsorientierte Selbsthilfegruppen.
Früher bestimmte die *Existenzangst*, heute die *Lebensqualität.* Sich selbst und anderen zu helfen, ist das erklärte Ziel von Selbsthilfegruppen. Hier finden Menschen mit chronischen Erkrankungen, Behinderungen oder psychischen Problemen die Beratung und Unterstützung, die weder Familie und Freunde noch der professionelle Medizinbetrieb geben können.
In erster Linie geht es darum, sich mit anderen auszutauschen und so Rat und Hilfe zu finden. Die Betroffenen

vertrauen Leidensgenossen oft mehr als Außenstehenden, auch wenn diese Fachleute sind. Für die Menschen ist die gemeinsame Bewältigung einer Krankheit, einer Behinderung oder eines psychosozialen Problems wichtig, vor allem die praktische Lebenshilfe.

Eine Selbsthilfegruppe bei Inkontinenz ist eine gesundheitsbezogene Gruppe und wird von den Krankenkassen unterstützt. Die Betroffenen treffen sich monatlich mit verschiedenen Angeboten. An erster Stelle steht: Vertrauen schaffen, um einen guten Erfahrungsaustausch mit den Betroffenen und den Angehörigen zu haben, unter dem Motto: „Miteinander – Füreinander".

Auf medizinischem Gebiet gibt es laufend neue Forschungsergebnisse, die von Fachärzten vermittelt werden und die auch immer für persönliche Fragen bereitstehen. Über Homöopathie, die wieder eine große Zukunft hat und bei Inkontinenz Erfolge aufweisen kann, finden Beratungen statt.

Mitarbeiter der Herstellerfirmen von Hilfsmitteln bei Inkontinenz stellen ihre neuesten Entwicklungen vor. Welches Produkt ist für den jeweiligen Fall am besten geeignet, um eine Unter- oder Überversorgung zu vermeiden, damit ein Betroffener, wie es auf dem Rezept steht, „am gesellschaftlichen Leben teilnehmen kann".

Wie viel und was soll ein Betroffener trinken und welche Ernährung ist die geeignetste, darüber sprechen und beraten Ernährungsberater. Beckenbodenübungen, ein

Schwerpunkt bei der Behandlung der Inkontinenz, werden mit guten Therapeuten angeboten. Es gibt Zusammenarbeit und Hilfestellung bei Problemen mit den Krankenkassen, denn das neue Gesundheitsgesetz brachte viele Veränderungen.
Zu all diesen Arbeiten gehört auch ein kultureller Teil: Gemütliches Beisammensein mit Mitgliedern anderer SHGs, das auch wieder mit Fachgesprächen endet. Besuche von Fachkliniken und Reha-Einrichtungen, in denen wir bei den Angeboten zur Rehabilitation teilnehmen, sowie Betriebsbesichtigungen bei Herstellerfirmen von Inkontinenzprodukten. Wanderungen, Gartenfeste, Geburtstags- und Vorweihnachtsfeiern stehen auch auf dem Programm. So entstehen neue soziale Bindungen durch regelmäßige Treffen und sie helfen zu einer positiven Lebenseinstellung.

„Die Inkontinenz bringt Betroffene nicht um –
sie nimmt ihnen nur das Leben!“
Dr. Janet Brown

Kapitel 20

Wandern und Spaziergänge

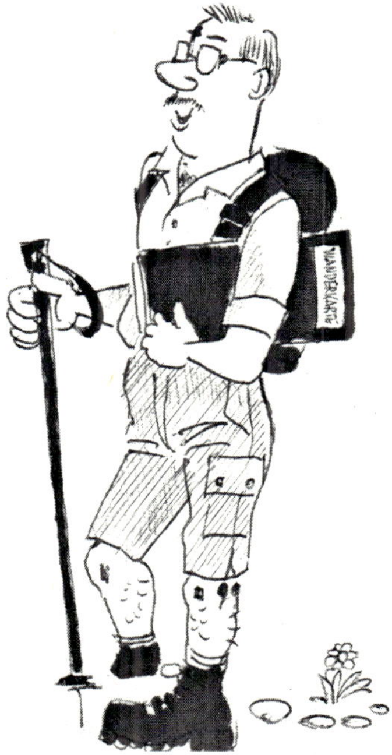

„Der Mann mit einer neuen Idee ist so lange ein Kauz, bis sich seine Idee durchsetzt!“
Mark Twain

Wandertag in der Pfalz

Beim Spazierengehen und Wandern ist es sehr schlimm, denn in zwei bis drei Stunden verliere ich etwa 250 bis 300 Gramm Urin, also über einen viertel Liter! Ich kann dann auch nicht mehr urinieren, denn die Blase ist leergetropft. Erst wenn ich mich wieder mindestens eine halbe Stunde hingelegt habe, ist der vorherige Zustand wieder hergestellt. Die natürlichste Fortbewegungsart des Menschen ist nun mal das aufrechte Gehen und genau daran hapert es.
Im Herbst verbrachten wir einen Kurzurlaub in der Pfalz. Verbunden mit einer Traubenkur steht Wandern im Wald auf dem Programm. Zunächst wandern wir durch die Wingert nach Rhodt, einem romantischen Weinort an der Weinstraße. Nach einer guten halben Stunde muss ich Rakete Stufe 1 durchführen. Die Rebstöcke mit der herrlichen Laubverfärbung ergeben eine sehr gute Tarnmöglichkeit, dadurch gibt es beim Vorlagenwechsel keine Probleme. In Rhodt kehren wir in einer Straußwirtschaft ein und gönnen uns Flammkuchen und dazu einen Schoppen (in der Pfalz ein halber Liter) Federweißen. Meine Frau und ich trinken den Schoppen zusammen und dann geht es weiter durch den Ort in Richtung Wald.

Aber, o weh, nach einigen Minuten ist bei mir höchste Alarmstufe! Ich müsste dringend Rakete Stufe 1 durchführen, aber wir sind mitten im belebten Wohngebiet. Wahrscheinlich der Federweiße und das Gehen. Ich sage den anderen, dass sie weitergehen sollen und dass wir uns oben an der Bäckerei wieder treffen, denn ich habe einen kleinen Pfad entdeckt, der in die Weinberge führt. Jetzt aber nichts wie den Pfad entlang. Mist, da kommen Wanderer und bleiben auch noch stehen, und hinten tauchen nochmals Spaziergänger auf! Beurteilung der Lage und schneller Entschluss: Jetzt die Rebzeile rauf und zwar so weit, dass ich aus dem Blickfeld entschwinde. Das ist eine ganz schön lange Strecke, doch dann bin ich endlich außer Sichtweite. Inzwischen ist die Vorlage übergelaufen und der Slip nass. Also nicht Rakete Stufe 1, sondern Rakete Stufe 3 – aber unter erschwerten Bedingungen. Ich habe zum Glück Vorlagen, Slip und ein Minihandtuch dabei.

Nun aber erst mal Jacke ausziehen, auf den Boden legen, Schuhe ausziehen, ich stelle mich auf die Jacke, Hose runter, Slip ebenfalls und dann erst mal mit dem Minihandtuch die Hose im Schritt einigermaßen trockenreiben sowie meine Extremitäten. Pipi machen geht nicht, es ist alles bereits in die Vorlage gelaufen. Danach Slip an, Vorlage rein, Klebestreifen entfernen, Hose hoch und Schuhe an. Endlich, das Schlimmste ist geschafft. Die Hose ist noch ein wenig feucht, aber das wird sich schon noch geben. Jetzt muss ich noch die nasse Vorlage entsorgen.

Ich habe die Nase voll, bin wütend und stecke sie in die Erdkrume. Nach mir die Sintflut – möge der Finder fluchen, ich bin auch stocksauer! Da kann man noch nicht mal vernünftig spazieren gehen, ohne sich ständig trockenzulegen, Mist, verdammter! Jetzt die Rebzeile wieder runter und schnell rauf zur Bäckerei und dann der Empfang: „Na, warst aber ganz schön lang weg!"
Jetzt wandern wir gemeinsam zum Waldrand, doch nach einer knappen halben Stunde unterwegs geht es schon wieder los: Die Vorlage füllt sich. „Alarm!", schreit mein Inneres – also gleich wieder los hinter eine niedrige Hecke am Waldesrand. Nun gibt es hier glücklicherweise nur Rakete Stufe 1, einfachen Vorlagenwechsel.
Danach wandern wir durch den Kastanienwald, natürlich Esskastanien. Hier ist es ganz normal, Kastanien zu sammeln, das war schon immer ein regelrechter Volkssport. Jetzt heißt es nur noch fleißig zusammenzutragen, eine Plastiktüte hat jeder dabei. Im Eifer des Gefechtes (nein des Sammelns) vergesse ich, dass die Beckenbodenmuskulatur besonders beim ständigen Bücken stark strapaziert wird. Gleichzeitig versäume ich auch die richtige Atemtechnik beim Bücken. So etwas wird gnadenlos bestraft und in kurzer Zeit ist die Vorlage voll, nein, schon wieder übervoll. Das bedeutet, dass ich mich erst einmal schnell in eine unbeobachtete Ecke zurückziehen sollte. Unsere Freunde kennen zwar mein Problem, aber nicht dessen ständige Auswirkungen, denn als mein Freund merkt, dass

ich mich absetzen will, ruft er gleich: „Ich glaube, Paul hat ein großes Nest von Kastanien entdeckt!“ Ich mache ihm schnell klar, dass ich mich aus anderen Gründen verkrümeln muss.

Nach dem Sammeln geht es auf die Heimfahrt. Beim Hinsetzen kommt ein kräftiger Schuss vorne raus, aber zum Glück habe ich auf dem Fahrersitz immer ein Handtuch liegen, sodass der Sitz trocken bleibt. In unserer Unterkunft angekommen (wir sind mit dem Wohnwagen da) muss ich erst einmal einen größeren Reinigungsprozess in Form von Duschen durchführen. Hier kommt mir unser Wohnwagen zugute, denn da bin ich ungestört und kann in Ruhe Körperpflege betreiben sowie anschließend ruhen mit hochgelegten Beinen. Das beruhigt die Beckenbodenmuskulatur und den Schließmuskel – und mich auch!

Osterspaziergang

Viele Inkontinente meiden die Öffentlichkeit, gehen nicht mehr aus dem Haus und verkriechen sich, weil sie (meist zu Recht) befürchten, dass sie plötzlich mit nassen Hosen dastehen und sich blamieren. Am Beispiel eines Osterspaziergangs will ich dies einmal erläutern.

An einem schönen Ostersonntag unternehmen meine Frau und ich einen kleinen Spaziergang am Vormittag – so eine Dreiviertelstunde. Meine Alarmtasche mit Vorlagen und einem Ersatzslip habe ich mit dabei. Völlig unerwartet ist schon nach 20 Minuten die Vorlage fast voll und somit ein Vorlagenwechsel erforderlich, der Verlust beträgt knapp 50 Gramm. Wir spazieren allerdings auf dem sogenannten Illerdamm, der seit dem Hochwasser 1999 höhergebaut wurde, Bäume und Büsche sind größtenteils entfernt. Man hat eine wunderbare Sicht, aber man wird gleichzeitig auch gut gesehen. Dabei gibt es einen alten militärischen Grundsatz für das Verhalten im Gelände: „Viel sehen, aber nicht gesehen werden!" Das ist in dieser Situation leider nicht der Fall. Wo soll ich jetzt den erforderlichen Vorlagenwechsel durchführen? Viele Spaziergänger sind unterwegs.

Mein Gedanke: Man sollte eigentlich immer einen großen Umhang tragen. So wie die Zollbeamten an der „grünen Grenze" früher trugen. Vielleicht wäre eine „Umkleidekabine", die man am Strand zum Umziehen benutzt, nützlich, aber die sind zu auffallend, weil zu bunt. Der dunkle Zollumhang wäre für Berg-, Wald- und Wiesenwanderungen geeignet, denn da wird man sicher für einen Förster gehalten. Ich muss mir doch mal überlegen, ob ich mir so eine unauffällige einfarbige Umkleidekabine nähen lasse. Es wäre doch lustig, wenn ich mich auf einem belebten Spazierweg plötzlich mit einem Umhang drapierte und damit eine Minute stehen bliebe. Die Umstehenden wüssten ja nicht, dass ich versteckt eine Vorlage wechselte. Blöd wäre dann bloß, wenn Bekannte dabei wären, obwohl die von mir aus denken können, was sie wollen –

vielleicht auch: „Ich glaube, Paule ist nicht mehr ganz dicht!"

Nun aber zurück zur nassen Tatsache: „Vorlage voll". Was tun, denke ich, meine Hose wird nass. Hier bleibt nur die Möglichkeit so lange weiterzugehen, bis endlich ein geeignetes Versteck kommt, wo man die Vorlage wechseln kann; so mache ich es in dieser Situation schließlich auch. Endlich habe ich weit entfernt einen Busch entdeckt und eile quer über die Wiese. Von wegen – ich schleiche. Nach dem Vorlagenwechsel schlinge ich einen Pulli um die Lenden, um die nasse Hose zu tarnen, und dann – nix wie heim zum Umziehen.

Tipp: Bei Wanderungen oder Spaziergängen immer Wege wählen, wo man sich in die Büsche schlagen kann oder andere Verstecke in Form von Hütten zu finden sind, sonst kommt man schnell in die Bredouille.

Nach dem Mittagessen lege ich erst einmal eine Ruhepause ein, damit sich Blase, Beckenboden und Schließmuskel wieder erholen können. Danach unternehmen wir einen Ausflug in ein Café und legen dort eine Kaffeepause ein. Vorsichtshalber trinke ich Kakao, weil Kaffee doch sehr treibt. Danach gönne ich mir leichtfertig ein Achtel Wein und ein Glas Wasser. Doch das wirkt sich mal wieder in einer Katastrophe aus. Vom Café aus ist es eine halbe Stunde nach Hause und ich habe wegen der Kürze der

Strecke leichtsinnigerweise die Alarmtasche nicht dabei. Aber natürlich habe ich – wie immer – zwei Vorlagen in der Hosentasche.

Kurz danach spüre ich, wie es ungewöhnlich stark tröpfelt. Also schnell in eine günstige Deckung und die volle Vorlage gewechselt. Strafraumgrenze – ging noch mal gut! Nun ganz entspannt und gelassen weiter Richtung Heimat. Doch plötzlich merke ich erneut, wie es stark tropft und die Slipränder feucht werden. Da wir mitten in der Stadt sind, besteht keine Chance mehr zum Vorlagenwechsel – das ist jetzt wieder eine brenzliche Situation! Trotzdem gehe ich mit lockerer, entspannter Miene durch die Straßen und ich spüre, wie nicht nur die Unterhose, sondern auch die Hose langsam nass wird. Man beschleunigt dann nicht mehr, sondern hat den schon mehrmals angesprochenen Cowboygang, also ganz langsam und lässig, aber mit der „Hose voll".

So erreichen wir endlich unser Wohnhaus. Ausgerechnet am Eingang treffen wir noch zwei bekannte junge Leute. Nun komme ich ganz schön in Schwierigkeiten, denn man kann die netten Nachbarn schließlich nicht einfach stehen lassen. Also unterhalten wir uns ganz kurz und höflich, dann aber nix wie weg! Ergebnis: die Hose im Schritt pitschnass, also reif zum Waschen und in der Vorlage circa 120 Milliliter, ein echter Erfolg!

Tipp und Resümee: Ich kaufe möglichst nur noch waschbare Hosen. Der heutige Tagesverlust an Urin beträgt insgesamt 600 Gramm! Ein sehr erfolgreicher Inkontinenztag.

Manche werden jetzt wieder denken, dass ich schließlich größere Vorlagen nehmen könnte. Im Prinzip ist das schon richtig, aber bitte lesen Sie meine Begründung in Kapitel 13 nach. Mehr als 50 bis 60 Gramm in der Vorlage und in der Unterhose zu haben, ist nicht sonderlich angenehm, besonders beim Gehen! Vorschlag: Machen Sie es wie Max von Pettenkofer, also einen Selbstversuch. Kaufen Sie sich eine große Vorlage, die ungefähr 150 Gramm fasst, schütten Sie dann 100 Milliliter Wasser in die Vorlage, legen Sie das in den Slip und unternehmen Sie dann einen Spaziergang von einer Stunde. Wenn Sie das als angenehm empfinden, haben Sie keine Probleme damit. Für mich ist das jedenfalls sehr unangenehm.

Kurzer Bummel in die Stadt

Am ersten Adventsonntag unternahmen meine Frau und ich vor der Dämmerung einen kleinen Bummel in die Stadt. Nach knapp 20 Minuten spürte ich, dass die Vorlage voll war und ging daher in eine Gaststätte mit „netter Toilette". Dort ist kostenlose Toilettenbenutzung möglich, eine sehr gute Einrichtung, die es in vielen Städten gibt. Es war ein wenig zu spät und der Slip daher schon etwas nass. Nun wollte ich nicht noch Rakete Stufe 2 durchführen, denn die 20 Minuten bis nach Hause würde ich schon durchstehen. Natürlich, wie kann es anders sein, trafen wir kurz danach zwei Ehepaare, die wir kennen. Nun kann man nicht bloß einfach vorbeigehen, auch wenn die Hose feucht ist. Es entspann sich eine Unterhaltung und dann kam noch ein befreundetes Ehepaar dazu, oh, das würde jetzt sicher etwas länger dauern. So war es auch, ich war ganz schön nervös, aber es war nicht der geeignete Moment zu sagen, dass ich eine nasse Hose und eine fast volle Vorlage habe! Also an die Operette von Franz Lehár denken: „immer nur lächeln, immer vergnügt!"

Wir gingen dann doch bald auseinander – sie werden auch gedacht haben: „Ist der heute kurz angebunden." Demnächst werde ich es ihnen erklären, sie können es dann weitererzählen. Wir gingen dann flott nach Hause. Daheim war Rakete Stufe 3 fällig, ich habe den nassen Slip voller Wut in die Ecke gefeuert. Danach, als ich mich wieder abreagiert hatte, trank ich gemütlich mit meiner Frau Tee und entzündete die erste Adventskerze. Später ging ich ins Arbeitszimmer und schrieb die Begebenheit auf, Sie lesen diese gerade!

Kleiner Spaziergang

Aus meiner Heimat, der Pfalz, sind zurzeit Freunde im Urlaub hier im Allgäu. Wir beschließen aufgrund der Kälte nur einen kleinen Spaziergang zu unternehmen. Das Wetter ist zwar ein wenig durchwachsen, aber für einen Spaziergang eigentlich ideal. Wir holen die Freunde ab und fahren mit ihnen zum Parkplatz. Von dort ist es auf dem Illerdamm bis zum Ziel eine knappe Stunde. Wir sind kurz nach 12 Uhr im Dorf, und weil es zum Mittagessen noch ein bisschen früh ist, gehen wir noch eine kleine Runde spazieren. Das ist für meinen Beckenboden allerdings zu viel, meine Vorlage ist übervoll. Also schneller Entschluss zum Vorlagenwechsel. Das wird jedoch schwierig, denn hier führt die Langlaufloipe vorbei und ständig ist jemand in Sichtweite. Endlich, jetzt kommt nur noch ein Ehepaar mit Kindern. Also stelle ich mich zwischen die zwei geparkten Autos, um den Wechsel der Vorlage durchzuführen. Ein etwa zehnjähriges Mädchen schaut interessiert zu, wie ich zu den Autos gehe. Ich will mich aber nicht als Exhibitionist zur Schau stellen. Das Kind bleibt penetrant stehen und blickt zu mir. Ich habe schon die Jacke offen und will schnell die Vorlage wechseln, es ist aber im Prinzip unmöglich. Ich will das Kind nicht verunsichern und drehe mich um. In der anderen Richtung ist gleich der Tennisplatz, dort klappt der Vorlagenwechsel bestimmt. Ich beobachte aus dem Augenwinkel, wie das Kind mit dem Vater spricht und zu mir zeigt. Der Vater denkt wahrscheinlich: „Der dumme, alte Knacker, will der was von meinem Kind?" Soll ich mich jetzt vorstellen und mein Problem schildern? Es ist eine blöde Situation. Dann sehe ich, wie die Familie zu einem der beiden Autos geht, und bin erleichtert. Das Mädchen dachte wahrscheinlich, ich wollte was am Auto machen. Ich bin froh, denn das ist besser, als wenn man hinter mir einen Vergewaltiger oder etwas Ähnliches vermutet.

Beim Vorlagenwechsel läuft diese schon über – etwa 180 Milliliter Inhalt! Das ist für eine Stunde sicher zu viel. Pinkeln kann ich nicht, weil die Blase vollkommen leer ist. In Altstädten essen wir dann eine Kleinigkeit. Dort muss ich auch den Slip wechseln, denn er ist ebenfalls nass geworden. Nach dem Essen wechsele ich die Vorlage, die nur halbvoll war, vorsichtshalber erneut. Dann gehen wir auf dem kürzesten Weg zurück zum Auto. Inzwischen treffen wir Freunde und unterhalten uns kurz. Als ich heimkomme, ist die Vorlage mit 120 Millilitern gefüllt, ganz schön viel, oder nicht? Und da behaupten die Leute, spazieren gehen und die frische Luft seien gesund.

Kapitel 21

Beobachtungen in der Reha

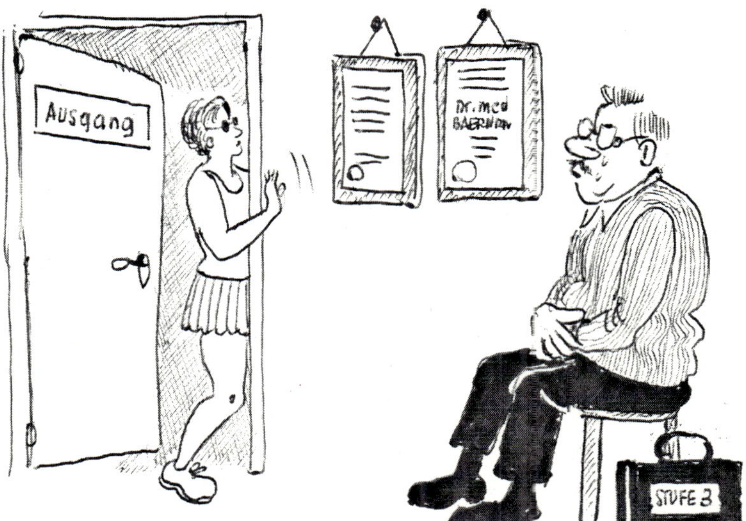

„Doch schmerzlich denkt manch alter Knaster,
der von vergangenen Zeiten träumt, an die Gelegenheit
zum Laster, die früher er versäumt!“
Wilhelm Busch

Versteckte Ängste

In der Reha kommt es darauf an, wohin es einen verschlägt. Neuerdings hört man von interdisziplinären Maßnahmen, in der Praxis sieht es in vielen Häusern leider ganz anders aus. Als schon lange Operierter und mit der Inkontinenz erfahrener Mann betrachtet man in einer Reha-Klinik viele Dinge völlig anders. So konnte ich folgende Beobachtungen machen:
Wenn ich die Gesichter der Patienten sah, war ich froh, dass ich nicht stationär dort war, denn ich hatte mich privat untergebracht. Die Männer machen sich Sorgen und haben Ängste, wie es wohl jetzt weitergeht. Ihnen stehen noch der Schock und die Narkose ins Gesicht geschrieben. Sie wissen bislang nicht richtig, was überhaupt mit ihnen passiert ist und wurden meistens vorher nur ungenügend aufgeklärt. In einer Reha-Klinik für Prostata-Operierte findet man Männer aller Altersstufen, wenngleich die Sechzig- bis Siebzigjährigen überwiegen. Man(n) ist nach der OP eigentlich traumatisiert, er versucht sich stärker zu geben, obwohl es ihm innerlich sehr schlecht

geht! Es gilt wie immer das Motto des starken Mannes: „Macht doch mir nichts aus!“

Hinter jedem Operierten steht ein persönliches Schicksal, denn es hängen viele familiäre Dinge damit zusammen: Frau, Freundin, sonstige partnerschaftliche Verhältnisse. Oft hat eine jüngere Frau kein Verständnis, dass der Freund oder Mann plötzlich impotent und inkontinent ist. Man trifft hier alle Schichten der Bevölkerung. In meiner Klinik waren etwa 100 Patienten stationär untergebracht. Die ersten Schwierigkeiten beginnen schon bei der Aufnahme. Ich schildere es an zwei Beispielen

Die Hoffnung stirbt zuletzt

Im Wartezimmer saßen einige Männer, die ihre OP gerade zwei Wochen hinter sich hatten – eigentlich zu früh für intensives Beckenbodentraining. Der eine wurde von seiner Frau begleitet, die ein tolles Outfit trug und offensichtlich zum Walking wollte, die andere Dame begleitete ihren Mann im schicken Tennisdress. Diese Damen hatten offensichtlich gar nicht gecheckt, dass ihre Männer eine schwere Operation hinter sich hatten und sich seelisch und körperlich erst einmal erholen mussten. Der Abschied der beiden Damen war ähnlich, nämlich ein kurzes, nettes „Also bis später“, schon waren sie verschwunden.

Ich hatte ausgiebig Zeit, die beiden Herren zu beobachten und begann mit ihnen ein Gespräch. Dieses wurde gleich unterbrochen, weil einer zur Voruntersuchung musste und so konnte ich mich mit dem anderen eine Weile allein unterhalten. Er hatte noch Schmerzen, es tropfte bei ihm unaufhörlich in die (falsch gewählte) Vorlage – es war eine Damenbinde. Er war vollkommen geknickt und glaubte fest, dass er nach den drei Wochen Reha wieder fit und trocken sei.

Ich traf ihn in den nächsten Tagen beim Beckenbodentraining öfters. Am Ende der Reha ging er in ähnlicher Verfassung und mit Urinverlust nach Hause. Das sagte er mir am vorletzten Tag bei der Verabschiedung, aber in der Hoffnung, dass daheim alles von selbst gut werde. Leider vergaß ich, mir seine Adresse geben zu lassen, ich hätte ihn später gerne mal kontaktiert.

Mit dem anderen Patienten hatte ich bei den Reha-Maßnahmen ebenfalls öfters Kontakt. Im Gegensatz zu seiner Frau, der Tennisdame, hatte er noch nie richtig Sport gemacht und lag gut im Futter. Er war allerdings, seinen Erzählungen nach, ein ausdauernder Spaziergänger. Bei den Trainings, die täglich durchgeführt wurden, war er mit Eifer dabei, aber schon das Erspüren des Schließmuskels bereitete ihm erhebliche Schwierigkeiten. Bei den Übungen mit dem Pezziball und bei Standübungen tat er sich sehr schwer. Kurz und gut, seine körperliche Verfassung erlaubte ihm keine großen Anstrengungen.

So wie ihm erging es einem Teil der Patienten, die wenig Gespür für ihren Körper hatten. Hier wäre es angebracht, *vor* der Operation gezielte Prävention zu betreiben, nämlich Beckenbodengymnastik zu üben.
Der eben beschriebene Patient war bei der Abreise ebenfalls noch inkontinent. Dies berichtete er mir in einem letzten Gespräch in der Mittagspause vor der Heimreise. Auf meine Frage, ob er es bei der Endbesprechung dem Arzt gesagt habe, bekam ich zur Antwort: „Das geht doch den nichts an!" Inwieweit er das gegenüber dem Arzt tatsächlich so gesagt hat, entzieht sich natürlich meiner Kenntnis, auch wie solche Fälle eingestuft werden, kann ich logischerweise nicht sagen.
In dieser Klinik war die Philosophie der Behandlung: Wenn man zum Beispiel beim Gehen die Probleme hat, dass der Beckenbodenmuskel eben dabei ständig anspannt werden soll. Ich bräuchte jetzt nur einige Monate so weiterüben, dann sei alles in Ordnung. Leider habe ich bis jetzt, über ein Jahr nach der Reha, keine Rückfrage von der Klinik bekommen, wie es mir inzwischen geht. Vielleicht werde ich dort als kontinent geführt, ich weiß es nicht. Wie die „Zahlenspielereien für Inkontinenz und Impotenz zustande kommen, kann man im Kapitel 6, „Tabuthema Inkontinenz", nachlesen.

Kapitel 22

Finanzen und Zuschüsse – Ein nicht ganz ernst gemeintes Thema

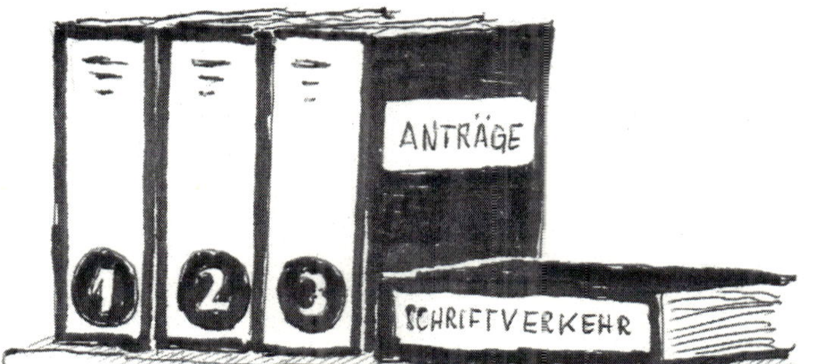

„Dummes Zeug kann man viel reden, kann es auch schreiben, wird weder Leib noch Seele töten, es wird alles beim Alten bleiben."
J.W. von Goethe

Man gönnt sich ja sonst nichts

Die Inkontinenz verursacht größere finanzielle Aufwendungen, daher werde ich folgende Zuschüsse beantragen:

1. Zuschuss zum Wassergeld

Ich habe einen höheren Wasserbedarf, denn ich dusche jetzt täglich nicht nur einmal, sondern ich muss mehrmals am Tag den intimen Bereich waschen – besser noch abduschen. Dies klingt vielleicht übertrieben, aber ich muss mich ganz besonders unten herum sauber fühlen. Ich will auf jeden Fall verhindern, dass ein unangenehmer Geruch entstehen könnte. Gegen Geruch war ich schon immer sensibel und allergisch. Die Hände muss ich auch nach jedem Wechsel der Vorlagen gründlich waschen und die Toilette wird auch viel öfter benutzt als früher.

2. Zuschuss für Seife, Waschpulver

Man benötigt mehr Unterwäsche, der Slip wird nicht nur einmal, sondern mehrmals am Tag gewechselt. Manchmal gehen beim Vorlagenwechsel einige Tropfen in den Slip.

Weiterhin werden auch oft die Hosen nass und müssen gewaschen werden.

3. Zuschuss für Unterwäsche

Durch häufiges Waschen unterliegen die Slips einem höheren Verschleiß. Daher sollte der Kauf von Unterwäsche bezuschusst werden.

4. Rückvergütung des Krankenkassenbeitrags

In den letzten Jahren waren meine gesamten Arztbesuche und Behandlungen, mit Ausnahme der zahnärztlichen, nur wegen der Prostatektomie und ihren Folgen, der Inkontinenz. Es handelt sich um Nachuntersuchungen, Verschreibungen für Inkontinenzvorlagen, Reha–Maßnahmen, Beckenbodengymnastik mit manueller Therapie und so weiter. Wenn ich diese Arztbesuche nicht bräuchte, bekäme ich – wie auch meine Frau – eine Rückvergütung meiner Krankenkassenbeiträge. Diese Rückvergütung entgeht mir, ganz im Gegenteil, ich muss Praxisgebühr entrichten und bei den Inkontinenz-Hilfsmitteln wird mir eine Eigenleistung berechnet, obwohl ich die Krankheit Inkontinenz nicht selbst verschuldet habe. Halt, stimmt nicht, ich bin ja freiwillig zur Prostatektomie gegangen!

5. Fahrten zur Physiotherapie und Uniklinik

Ich habe einen Kostenaufwand wegen Fahrten zur Physiotherapie, zur Gymnastik des Beckenbodens und zum Universitätsklinikum wegen Untersuchungen und Inkontinenzbehandlungen. Dadurch unterliegt auch mein Pkw einem höheren Verschleiß.

6. Toilettenbenutzungsgebührenzuschuss

Nicht jede Stadt ist so freundlich, wie zum Beispiel mein Wohnort Sonthofen im Allgäu, wo man in einer Reihe von Gaststätten die Toilette kostenlos benutzen kann („nette Toilette“). In fremden Städten muss man entweder kostenpflichtige öffentliche Toiletten aufsuchen oder aber in einer Gaststätte etwas verzehren, nur um die Toilette benutzen zu dürfen. Bei einem Tagesausflug in einer Stadt muss man mehrmals eine Toilette benutzen, rechnen Sie den finanziellen Aufwand einmal durch!

7. Antragstellung bei wem?

Das Finanzamt sieht keine Möglichkeit, eventuell können die aufwendigen Fahrten bei der Einkommensteuer berücksichtigt werden, fallen aber kaum ins Gewicht. Beim Bürgermeisteramt hat man keine Chance. Mein Autohändler freut sich, wenn ich wegen hoher Kilometerzahl ein neues Auto kaufe. Die Fürsorgestelle und Kartei der Not haben abgewinkt und zahlen keinen Zuschuss.

Fazit:

So bleibe ich auf den Mehrausgaben sitzen und leiste mir weniger anderen Luxus! Getreu dem Motto: „Man gönnt sich ja sonst nichts."

Kapitel 23

Potenzstörungen

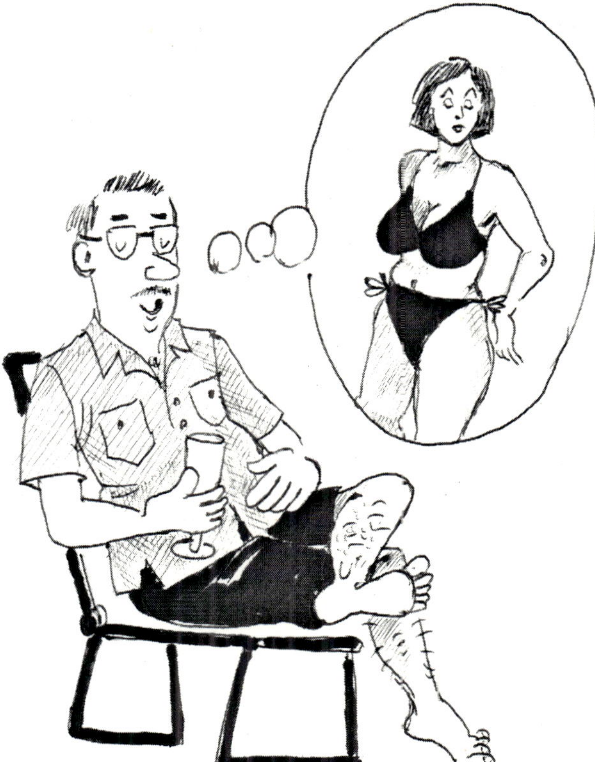

„Herr, Du hast mir das Können genommen,
nimm mir bitte auch das Wollen!"

Möglichkeiten zur Behebung der Impotenz

Wetten, dass dies eines der ersten Kapitel ist, welches Sie aufgeschlagen haben? Über Sex und die Potenz werden bei Männergesprächen meist viele Witze gemacht oder – je nach Alter – maßlos damit angegeben und übertrieben. Viele Männer in fortgeschrittenem Alter haben oft noch den Wunsch nach Sexualität, wenn zwangsläufig auch unterschiedlich ausgeprägt. Ein Mann sollte nur von seinen eigenen, persönlichen Wünschen und Gedanken ausgehen und diese nicht auf andere übertragen. Glauben Sie aber nicht alles, was Männer älterer Semester sagen, häufig wird Wunschdenken mit der Wirklichkeit verwechselt. Legen Sie daher diese Ausführungen nicht auf die Goldwaage. Bei mir selbst ist der Wunsch nach Kontinenz viel größer als der nach Potenz, womit Sie ermessen können, wie sehr mich die Inkontinenz beeinträchtigt!

Ich nenne im Folgenden einige Möglichkeiten zur Behebung einer erektilen Dysfunktion. Lassen Sie sich zudem unbedingt von einem erfahrenen Arzt beraten. Aber auch hier gilt der alte Grundsatz: Probieren geht über Studieren!

- Medikamente
- Vakuumpumpe

- SKAT (Spritzen)
- Muse Therapie
- Prothesen

Medikamente

In der Werbung wurden schon immer viele Potenzmittel hervorgehoben, aber seit die „blaue Pille" vor über zehn Jahren entwickelt wurde, hat sich die Möglichkeit zum Sex bei vielen Männern stark verändert. Ich will allerdings gleich klarstellen, dass sich meine nachstehenden Aussagen vornehmlich nur auf Männer nach radikaler Prostatektomie beziehen. Bei dieser OP werden häufig wichtige Nerven verletzt oder durchtrennt, die für die Potenz ausschlaggebend sind. Es kann allerdings manchmal „einseitig" operiert werden, dann bleiben noch Nerven für die Erektion erhalten.

Der Erfolg durch Medikamente bei der Patientengruppe mit Prostatektomie ist logischerweise nicht gerade berauschend. Bei vielen Betroffenen ist häufig die einzige Wirkung nach Einnahme der bekannten Medikamente nur ein heißer Kopf, also Wirkung an falscher Stelle. Dies wurde mir bei vielen Gesprächen bestätigt.

Das Angebot an Medikamenten ist vielfältig, aber nach radikaler Prostatektomie sind nur wenige Mittel richtig wirkungsvoll, wenn überhaupt. Es gibt auch eine „Wochenendpille", aber schätzen Sie die Wirkungen nicht zu hoch ein. Man(n) sollte einfach mal ausprobieren, jedoch zahlen Kassen diese Präparate in der Regel nicht. Auch wirken die Mittel nur bei sexueller Erregung. Das ist vielen Männern unbekannt, denn die meisten glauben, es genügt, eine Tablette zu nehmen, ein wenig zu warten und dann geht es los! Die sexuelle Erregung muss erst einmal im Kopf hervorgerufen werden. Hier sind der Phantasie keine Grenzen gesetzt: Die Frau des Betroffenen könnte beispielsweise einmal einen Striptease oder Bauchtanz aufführen. Das wäre doch eine Abwechslung – oder nicht? Wenn die Frau dazu keine Neigung hat, könnte Man(n) eine Stripperin kommen lassen, die nach gelungenem Einsatz unauffällig die Wohnung verlässt. Hier besteht allerdings die Gefahr, dass mit der Stripperin auch die Erregung den Mann verlässt. Eine weitere Möglichkeit wäre, sich gemeinsam einen Sexfilm anzusehen. Es gibt zahlreiche Möglichkeiten. Die Partnerin sollte aber immer vorher eingeweiht sein.

Allerdings, manche Frauen sind froh, dass Sex nicht mehr im Vordergrund steht, jetzt mehr Zärtlichkeit, Verständnis und Einfühlungsvermögen ankommen. Der Mann bildet sich nur ein, dass Sex einer der wichtigsten Bestandsteile des Lebens ist, das ist aber nur bedingt der Fall. Mitunter sind kleine Liebesbeweise wie eine zärtliche Berührung oder eine Überraschung viel wichtiger geworden. Es gibt viel wichtigere Dinge im Leben, aber zurück zum Sex:

Vakuumpumpe

Hier sollte man sich eingehend informieren. Wenn sich der technisch versierte Mann durch die Theorie erst einmal durchgearbeitet hat, kann er sein rationales Denken ausschalten und auf Gefühl umstellen.

Man(n) muss es eigentlich als Sexspielzeug ansehen, das hilft sehr. Ich habe überlegt, ob ich es hier bildlich darstellen soll, belasse es aber bei einer kurzen Beschreibung: Ein Ring wird bis an die Peniswurzel über den Penis gestülpt, damit das Blut nicht zurückfließt, dann kommt ein Zylinder über den Penis. Mit einer Pumpe wird ein Vakuum erzeugt, Blut fließt in den Penis und führt zur Gliedversteifung.

Es sollte etwa eine halbe Stunde Erektion nicht überschritten werden. Auch kann es sein, dass ein Schmerz durch die wiedererlangte Erektion auftritt, das ist natürlich und individuell unterschiedlich. Eine äußere Ejakulation findet nicht statt, denn durch die OP wird der Samenerguss in die Blase geleitet. Aber das hat Ihnen Ihr Arzt vorher sicher genau erklärt, denke ich! Betrachten Sie dies einfach als ein Spielzeug der Lust und testen Sie es mit Ihrer Partnerin aus.

SKAT – eine beliebte Männerfreizeit

SKAT hat in diesem Fall aber nichts mit Spielkarten zu tun, sondern hier wird die Erektion durch eine Spritze in den Penis erzeugt. Keine Angst, das kann Man(n) üben, da bietet sich vielleicht eine Weißwurst an, eine billige tut's auch. Man(n) setzt sich eine Nadel in den Penisschwellkörper und spritzt sich das Mittel ein. Vielleicht war die Partnerin früher Krankenschwester, dann ist das schon wesentlich einfacher. Wenn sie experimentierfreudig ist, kann das zu einer lustigen Angelegenheit werden. Achtung, vielleicht will sie sich auch für verschiedene Dinge revanchieren und spritzt eine doppelte Dosis! Nun, das kann gut gehen, aber es kann auch eine schmerzhafte Dauererektion entstehen. Dann sollten Sie die Telefonnummer vom verschreibenden Arzt dabei haben, möglichst auch die Handynummer. Bei einem Missbrauch ist damit nicht zu spaßen. Ich will nicht weiter auf Details eingehen, auch hier gilt wie überall: probieren! Alles Nähere finden Sie in den entsprechenden Anleitungen.

Muse-Therapie

Die ist ähnlich wie die SKAT-Therapie, allerdings wird hier eine winzige Tablette oder ein Zäpfchen in die Harnröhre des Penis eingeführt. Dadurch entfällt das für viele Männer unangenehme Spritzen, Man(n) muss nur üben.

Prothesen

Vielleicht haben Sie sich schon in einschlägiger Literatur schlaugemacht oder auch das Internet danach durchforstet, dann sind Sie sicher fündig geworden. Nachdem es viele unterschiedliche Prothesen gibt, werden solche auch für den Penis angeboten. Ich erspare mir weitere Erklärungen und Kommentare.

Tipp: Surfen Sie erst einmal im Internet. Dort haben Sie nicht nur eine große Auswahl, sondern Sie finden auch gleich Kliniken, in denen solche Schwellkörper implantiert werden. Man(n) kann hier aus dem Vollen schöpfen, nach dem Motto:
„Nun wähle aus und werde fündig,
wenn es gefällt, ist es nicht sündig!“

Kapitel 24

Erkundungen für eine Busreise

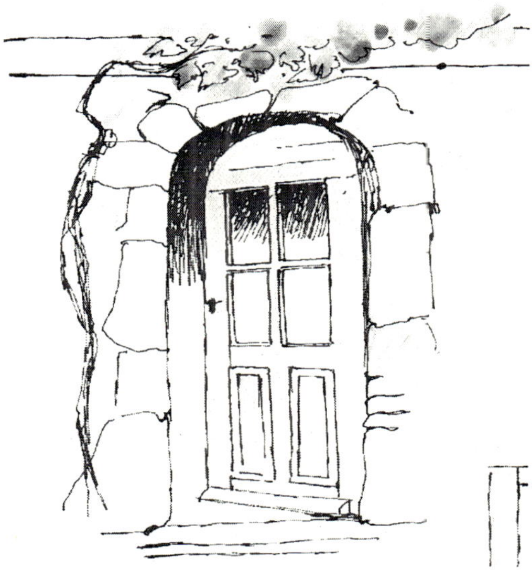

„Reisen sollte nur ein Mensch,
der sich ständig überraschen lassen will."
Oskar Maria Graf

In der Provence

Im kommenden Frühjahr werde ich eine Busreise in die Provence leiten. Selbstverständlich muss diese Fahrt gründlich vorbereitet werden. Hierzu war ich mit meiner Frau in der Provence und schildere jetzt einige Erlebnisse bei den Erkundungen für diese Reise. Ich hoffe immer wieder, dass ich über den Tag komme, ohne dass die Hosen nass werden, denn im kommenden Frühjahr sollte ich bei der Reise fit sein! Es ist schon belastend und eigentlich bescheuert, wenn man sich schon ein Jahr vorher über die „Entsorgungsstellen für Vorlagen" und die Toiletten Gedanken machen muss. Auf jeden Fall muss ich aber alle Objekte besichtigen und die Straßen erkunden, um den Zeitplan zu erstellen. Ich will das Museum der Waldenser im Luberon besuchen. Hier findet man einen Hinweis auf ein Dorf in Deutschland, das geflohene Hugenotten gegründet haben. Zur Erkundung muss ich erst einmal durch die Ruinen des Dorfes zum Denkmal hinauf, Zeitbedarf circa 20 Minuten. Glücklicherweise ist niemand in der Nähe und daher kann ich problemlos in einer Ecke schnell Rakete 1 durchführen, denn die Vorlage war mit 60 Gramm wieder voll. Danach geht es etwa 20 Minuten bergab. Unten fand ich eine Toilette, aber es kam kein Tropfen mehr, weil alles schon in die Vorlage gelaufen war! Da kommt so richtig Freude auf! Ich überlege inzwischen, wie ich das mit der Busreise auf die Reihe bekomme, wenn ich bis dahin immer noch nicht trocken sein sollte.

Unsere Mittagspause legen wir in einem kleinen Restaurant ein. Ich genieße Muscheln in einem feinen Weinsud mit Baguette. Nun kann ich zu diesen Muscheln beim besten Willen kein Wasser trinken, also genoss ich dazu einen Viertelliter Wein – es schmeckte vorzüglich! Und danach noch einen herrlichen Käse, alles ist wunderbar und ich war richtig zufrieden. Allerdings musste ich das bald danach büßen. Wir besuchten anschließend das Zisterzienserkloster Silvacane aus dem 11. Jahrhundert, das nur wenige Kilometer entfernt ist. Obwohl ich auf der Toilette war und Rakete Stufe 1 durchführte, lief es 20 Minuten später in der Kirche des Klosters so stark, dass Slip und Hose nass waren. Auf der Toilette im Kloster konnte ich endlich Rakete Stufe 3 durchführen und dann erst – wenngleich stocksauer – das Kloster in Ruhe besichtigen. Man kann im Kreuzgang auch meditieren, das hatte ich in diesem Moment nötig!

Danach fuhren wir zu dem Städtchen Ansouis und bummelten gemütlich in der Hitze hinauf zum Schloss. Das Schloss war leider kurzfristig wegen einer Veranstaltung nicht zu besichtigen. Den Blick meiner Frau hätten Sie

sehen müssen, aber die Strafe folgte auf dem Fuße. Ich erreichte mit nicht mehr ganz trockener Hose eine kleine Eisdiele, die herrlich im Schatten lag.
Nun hatten wir uns redlich eine Pause verdient, meine Frau zum Ausruhen und ich zum „Trockenlegen", so verschieden können die Interessensgebiete sein! In der Eisdiele habe ich die gleiche Prozedur wie im Kloster durchführen müssen, nämlich Rakete Stufe 3. Nur gut, dass ich im Auto einen Reservevorrat von Slips und Vorlagen deponiert habe.

In der Camargue

An einem anderen Tag machten wir eine Erkundungsfahrt in die Camargue, dem letzten ursprünglichen Naturschutzgebiet in Europa. Wir fuhren nach St. Gilles, einer alten Stadt mit einer der schönsten Kirchenfassaden aus dem 12. Jahrhundert. Vor Erreichen der Stadt habe ich die Vorlage sicherheitshalber gewechselt. In der Stadt stellten wir das Auto ab und gingen zur Besichtigung der Abtei. Es waren zehn Minuten Fußweg. In der Kirche machte uns ein freundlicher Herr darauf aufmerksam, dass das Besondere in der Kirche die Gruft des heiligen Aegidius sei. Wir stiegen hinab in das Dunkel der Gruft und besichtigten die Gebeine des Heiligen. Schon spürte ich das bekannte Tröpfeln. In der Gruft war eine günstige Gelegenheit zum Vorlagenwechsel, denn im Moment war niemand anwesend. Also ganz schnell Rakete Stufe 1 durchführen, schon hörte ich Besucher herunterkommen. Jetzt aber Hose zu – gerade noch einmal gut gegangen! Ausgerechnet hier musste ich so profane Tätigkeiten wie das Wechseln der Vorlage durchführen. Eigentlich war das eine Entweihung dieses heiligen Ortes und ich müsste dafür Buße tun. Nachdem sich im Mittelalter Graf Raimund vor der Kirche zur Buße selbst geißelte, könnte ich es ihm gleichtun und damit wäre mein Frevel wieder abgegolten. Aber eigentlich müssten die Verursacher meiner Inkontinenz gegeißelt werden. Doch die waren nicht hier.

Kapitel 25

Ganz intim

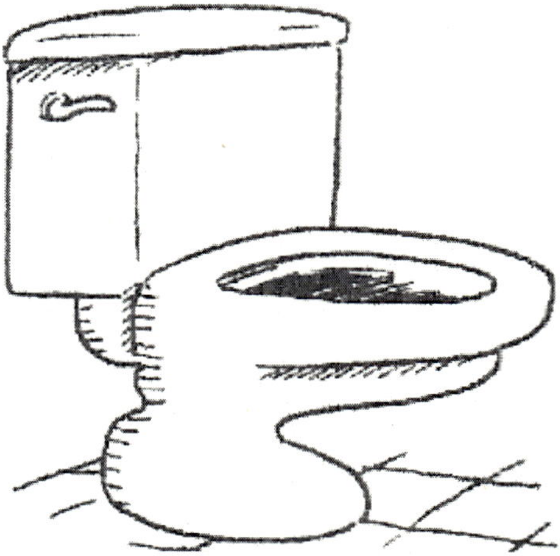

„Hier bin ich Mensch, hier kann ich's sein"
Johann Wolfgang von Goethe

Auf der Toilette

Ob unser Dichterfürst damit die Toilette gemeint hat, wage ich zu bezweifeln. Hier toben sich manche richtig aus, das sieht man an den vielen Wandschmierereien. Aber es gibt auch lustige Sprüche, zum Beispiel:
„Auch auf diesem stillen Ort, gibt's Dilettanten,
die einen treffen 's Loch sofort, die anderen nur die Kanten!"

Nun aber weiter zu den stillen Tätigkeiten. Intimer geht es wirklich nicht mehr, aber auch der Toilettengang für Inkontinente will gelernt sein.
Die Streitfrage beginnt schon beim Schild auf einer Toilette, wo die Herren der Schöpfung mit mehr oder weniger lustigen Sprüchen gebeten werden, auch das kleine Geschäft im Sitzen zu verrichten. Viele haben sich daran gewöhnt, aber es wird immer noch darüber diskutiert, denn manche Männer fühlen sich dadurch gegängelt. Vom hygienischen Standpunkt her ist das Sitzen völlig in Ordnung, denn wer will sich schon seine Toilette verpinkeln lassen. Oftmals bringt Man(n) seinen Penis nicht gleich in die richtige Zielrichtung, die Toilette und die Umgebung werden in diesem Fall bespritzt. Besonders schlimm ist das Urinieren unter Alkoholeinfluss.

In Europa ist für Männer die Stehtoilette in Form von Pinkelbecken verbreitet. Jahrhundertelang verrichteten Frauen wie Männer ihr Bedürfnis im Stehen. Ob das richtig war, bleibt dahingestellt? Zuhause und bei Freunden setze ich mich immer hin, nicht nur aus hygienischen Gründen, sondern weil sich die Blase hierbei gut entleert.

Wenn der inkontinente Mann auf der Toilette die Hose herunterlässt und neugierig auf die mehr oder weniger volle Vorlage schaut, sieht er dabei den meist etwas feuchten Penis und die eingepressten Schamhaare. Da kommt selbst bei einem mit der Inkontinenz erfahrenen Mann wie mir manchmal eine gewisse Scham, aber auch Wut hoch. Da steht es mir dann Oberkante Unterlippe und ich denke: „Warum bist du nicht in der Lage, den Urin zurückzuhalten?“

Doch dann schaltet der Verstand wieder ein, Penis und Hodensack werden mit einem Hygienetuch abgetrocknet, gesäubert und eine frische Vorlage in den Slip gelegt. Nun wickele ich die nasse Vorlage in ein Plastiktütchen (immer dabei), um sie im speziellen Behälter zu entsorgen. Wenn kein Behältnis vorhanden ist, muss man die nasse Vorlage mitnehmen und Ruhe bewahren, auch wenn einem das alles stinkt.

In Gaststätten mit Pinkelbecken verfahre ich folgendermaßen: Mit einem Stück von der Papierrolle streife ich nach dem Urinieren den Penis von hinten nach vorne

mehrmals ab (melken). Danach leicht schütteln und mit dem Papier abtrocknen, nach dem alten Spruch:
„Du kannst ihn schütteln und klopfen,
in die Hose gehen immer ein paar Tropfen!“

Bei Prostataoperierten sowie Inkontinenten ist das besonders wichtig, denn hier tropft es häufig noch länger nach. Man merkt, dass die „Wasserleitung“ repariert wurde. Bei mir kommt, wenn ich fertig bin, manchmal ein unerwarteter und kräftiger Schuss. Aber da ich es weiß, bin ich darauf vorbereitet und kann eine Verunreinigung der Umgebung verhindern. Man(n) sollte das für sich selbst öfters ausprobieren und genau testen, wann die Blase wirklich leer ist.

Tipp: Man kann sich auch umgekehrt auf die Toilette setzen. Ich meine nicht auf den Kopf stellen, das wäre eine artistische Übung. Also mit dem Gesicht zum Spülkasten auf die Toilettenbrille; wenn man das mehrmals gemacht hat, ist das ganz normal! Der Vorteil ist, dass man sehr aufrecht sitzt und dadurch die Blase sich gut entleert, weil die Harnröhre nicht eingeengt wird. Zur Unterhaltung könnte man sich dann an die Wand eine Zeitung hängen und dabei lesen, das ist kurzweiliger. Mit den Jahren bekommt man immer mehr Routine und sieht nicht mehr alles so verkniffen.

Kapitel 26

Männergespräche

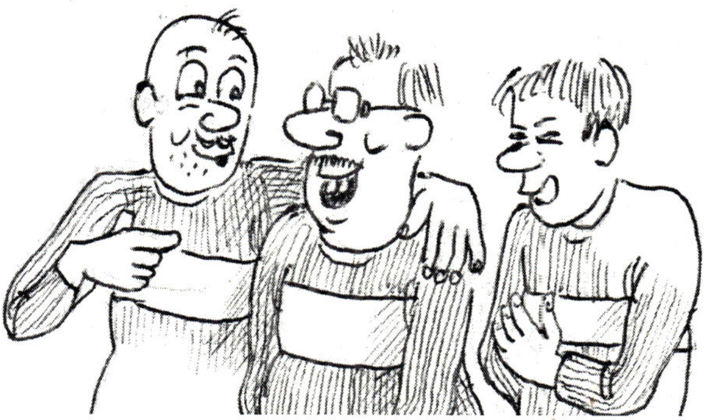

„Die große Frage ist nicht, wie bekomme ich, was ich will, sondern zu wissen, was ich wirklich will.
Der Weg dorthin ist dann im Vergleich dazu ein Klacks.“
Michael H. Buchholz

Thema Nummer eins bei Männern?

Durch meine Jahre beim Bundesgrenzschutz und bei der Bundeswehr verbrachte ich einen großen Teil meines Lebens mit männlichen Vorgesetzten, Gleichgestellten und Untergebenen. Somit habe ich viele Jahre in einer Männergesellschaft verbracht und dabei Hunderte, auch teilweise intime Gespräche mitbekommen. Beim Thema Nummer eins wird oft in zweideutiger oder manchmal auch in sehr eindeutiger Form über (angeblich) erlebte sexuelle Beziehungen geredet und dabei oft stark angegeben. Wunschdenken ist naturgemäß auch dabei, denn eigentlich werden vielfach nur Witze und Sprüche gemacht. Im Prinzip teilt fast nie jemand intime Einzelheiten mit; hier bleiben auch die Männer eigenartigerweise verschlossen. Genauso ist es in fortgeschrittenem Alter, nur sind es jetzt häufig Probleme mit der Prostata. Dieses Thema wird aber tunlichst vermieden oder mit einer flapsigen Bemerkung abgetan. Von allen anderen Krankheiten wird hingegen ausführlich berichtet.

Alter Casinowitz

Im Casino sitzen die jungen Leutnants und prahlen mit ihren Liebesabenteuern. Am Nebentisch übertreffen sich die Hauptleute mit Gesprächen über Alkoholexzesse vom gestrigen Casinoabend. In der Ecke sitzen am Stammtisch die älteren Offiziere; Oberstleutnant XY erzählt freudig, dass bei der gestrigen schwierigen Zahnbehandlung alles ohne Probleme verlaufen ist!

Warum ich das hier wiedergebe? Auch bei älteren Männern wird nur ausnahmsweise über Prostataprobleme geredet. Sei es bloß über die „harmlose" Vergrößerung der Vorsteherdrüse, welche den Harnabfluss vermindert oder erschwert und den Mann immer häufiger auf die Toilette treibt oder über hohe PSA-Werte. Solche Erlebnisse werden nur äußerst selten erwähnt und eigenartigerweise auch nicht weiter kommentiert, obwohl jeder die Ohren spitzt! Mit einem Lächeln und dem bedeutungslosen Satz „Na, Sie wissen ja" wird das Thema dann meistens beendet, obwohl jeder eigentlich mehr wissen möchte. Diese Beschwerden sollten von Männern offen besprochen werden, denn nur durch einen Austausch von Erfahrungen kann man sein Wissen hierin erweitern. Über Knochenbrüche und Verstauchungen wird auch offen berichtet.
Warum sind Prostatabeschwerden ein Tabuthema (siehe Kapitel 6)? Alle Themen unterhalb der Gürtellinie – so wurde uns anerzogen – sind tabu, sei es, dass man darüber

Witze macht, Bettgeschichten erzählt oder dass Man(n) daran erkrankt ist. Zudem lässt es die Männlichkeit kaum zu, dass Man(n) erzählt, dass sein kleiner geliebter Körperteil krank und defekt ist! Hier ist der Mann sehr empfindlich.

Wo sich der Mann informiert

Man(n) informiert sich neuerdings vermehrt im Internet. Hier bleibt er anonym. Männer holen sich Informationen, ohne dass der Namen genannt werden muss und man dabei sein Gesicht verliert. Gleichzeitig konnte ich beobachten, dass Männer im Internet zwar viel herumstöbern, letztendlich aber das gesprochene Wort mit Freunden und Kameraden mehr wiegt.

Tipp: Surfen Sie mit Freunden gemeinsam durch das Internet, Thema: „Die Urologie des Mannes“, und tauschen Sie ihre Meinungen darüber aus. Wenn man dies alleine durcharbeitet, kommt man nicht sehr weit und vergisst wesentliche Dinge. Ich nenne bewusst keine Internetseiten, das finden Sie bald heraus. Natürlich gibt es sehr viel Quatsch, aber genügend seriöse, aussagekräftige Informationen wie zum Beispiel www.psa-entscheidungshilfe.de.

Ich werde immer wieder zu meiner Offenheit angesprochen und bewundert, wie locker ich mit diesem Thema umgehe. Bei Männern ist hier eine Blockade. Sie müssen schon sehr befreundet sein, um offen darüber zu sprechen. Die Mitstreiter meiner Selbsthilfegruppe sind ganz anders geworden, wir sind ein verschworener Haufen und haben keine Hemmungen, über alle Themen unbefangen zu reden.

Kapitel 27

Miktion an sieben Tagen

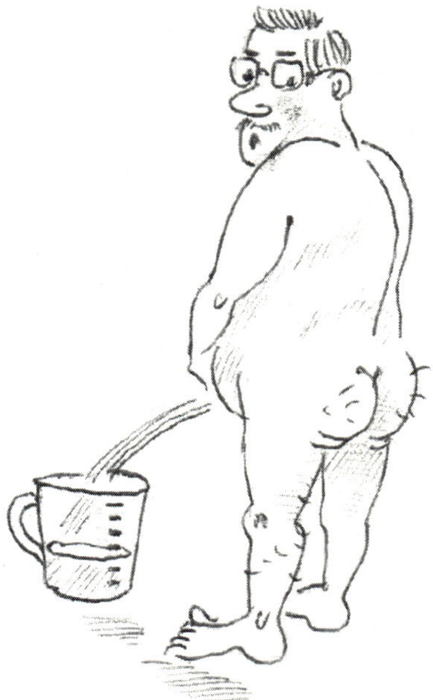

„Es sind nicht die Erfolge, aus denen man lernt, es sind die Fiaskos."
Coco Chanel

Gute und schlechte Tage

Ich schildere hier einige Tage aus dem täglichen Leben, die sich in irgendeiner Form ständig wiederholen. Diese Tage liegen nicht hintereinander, sie sind aus über 100 Miktionsprotokollen herausgegriffen und nur zur besseren Übersicht nach Intensität der Inkontinenz geordnet. Die folgenden Tage werden hier ausführlich erklärt, die Angabe des Urins in Millilitern ist identisch mit Gramm:

- 1. Ein Supertag (58 ml)
- 2. Ein guter Tag (128 ml)
- 3. Ein noch vertretbarer Tag (242 ml)
- 4. Ein nicht sehr lustiger Tag (345 ml)
- 5. Ein Tag, der einem alles vermiesen kann (505 ml)
- 6. Ein turbulenter Tag (740 ml)
- 7. Ein totaler Misttag (880 ml)

Können Sie sich vorstellen, was es bedeutet, wenn ich zum Beispiel am fünften Tag 500 Milliliter Verlust angebe? Das ist ein halber Liter Urin, der ohne Kontrolle ausläuft!

Doch es gibt auch eine gute Nachricht: Wenn ich am Abend im Bett liege, bin ich nach kurzer Zeit trocken, und das hält bis zum frühen Morgen an. Halt, eine Einschränkung muss ich machen: Bei sehr schnellem Positionswechsel vor dem Einschlafen, beim schnellen Aufrichten oder am Morgen beim Aufstehen kann oft ein unkontrollierter Schuss Urin in den Schlafanzug laufen. Die großen Unterschiede beim unkontrollierten Urinverlust sind im Prinzip von den verschiedenen körperlichen Tätigkeiten abhängig, daher habe ich die Tätigkeit im jeweiligen Miktionsprotokoll des Tages zusätzlich angegeben (siehe Anlage 5).

Am Morgen fast immer gleich

Der Morgen ist eigentlich immer gleich; von den ersten Beckenbodenübungen über die Morgentoilette bis nach dem Frühstück bin ich meistens vollkommen trocken. Daher habe ich jeden Tag wieder die Hoffnung, dass die Inkontinenz sich bessert oder sogar ganz verschwindet. Es ist für mich eigentlich unerklärlich, dass ich bis jetzt keine Beckenbodenübungen fand, welche die entsprechenden Muskeln so weit trainieren, dass auch beim Gehen der Urin gehalten werden kann. Nach dem Stand der modernen Medizin müsste es doch auch noch andere Möglichkeiten zur Muskelstärkung geben, denn eine stärkere Beckenbodenmuskulatur wäre sicher sehr wirkungsvoll.

1. Ein Supertag

Tagesmotto:
„Je mehr ich übe, desto mehr Glück habe ich!“
Bernhard Langer

Tagesbeginn mit Gymnastik, Morgentoilette und Frühstück, wie vorhin beschrieben. Verlust bis 10 Uhr nur zwei Milliliter. Es ist ein herrlicher Wintertag und bald bin ich in der Loipe. Ich bevorzuge die Skatingtechnik. Diese hat den Vorteil, dass man – entsprechende Kondition vorausgesetzt – schneller vorankommt und auch leichter läuft. Nach ungefähr eineinhalb Stunden nehme ich das Tempo heraus und mache noch circa 20 Minuten eine gemütliche Runde zum Auslaufen.
In dieser Zeit habe ich 10 bis 20 Milliliter Urin verloren. Ich ziehe mir trockene Sportwäsche an, packe die Ski ein und fahre mit dem Auto nach Hause. Daheim wird geduscht und dann eineinhalb Stunden im Bett relaxt. Danach mache ich am PC noch Bildbearbeitung der Urlaubsfotos und esse zu Abend. Bis 19 Uhr habe ich 15 Milliliter verloren. Heute ist ein interessantes Fernsehprogramm und ich schaue mir aus dem Sessel die Sendung an.
Bis 23 Uhr habe ich acht Milliliter verloren, somit ist es ein echter Supertag für einen Inkontinenten. Der Gesamtverlust betrug heute 55 Milliliter, damit könnte ich leben!

2. Ein guter Tag

Tagesmotto:
„Eiliges und Dringendes von wirklich Wichtigem zu unterscheiden, ist eine große Bereicherung und nimmt dem Leben viel an Hektik."

Heute regnet es, daher wird es sicher ein recht guter Tag hinsichtlich Inkontinenz, da ich mich nur daheim bewege und nicht lange gehen werde. Nach dem Beckenbodentraining und anschließender Morgentoilette wird gefrühstückt, danach werden im Büro Schreibarbeiten erledigt.
Bis 11 Uhr sind es acht Milliliter Verlust! Das Mittagessen lassen wir wie so oft einfach ausfallen, dafür schreibe ich am PC an meinem Buch weiter. Zwischendurch lege ich eine Pause ein.
Um 15 Uhr ist Vorlagenwechsel, Ergebnis: 25 Milliliter Verlust. Später zehn Minuten Gymnastik und danach Erholung auf der Elektro-Massagematte, Verlust: zehn Milliliter.
Um 17 Uhr hat der Regen aufgehört und ich fahre zu meinem wöchentlichen Stammtisch mit dem Rad. Dort trinke ich ein viertel Liter Wein sowie einen halben Liter Wasser und esse eine Kleinigkeit. Gegen 20 Uhr geht's wieder mit dem Rad zurück – Verlust 50 Milliliter, war doch ganz gut.
Am Abend gemütlich erst noch letzte Schreibarbeiten erledigt und dann noch Tagesthemen angesehen bis 23.30

Uhr – Verlust: 35 Milliliter. Insgesamt über den Tag: 128 Milliliter.

3. Ein noch vertretbarer Tag

Tagesmotto:
„Es ist leicht, einen Grund zum Aufgeben zu finden."
Bodo Schäfer

Zuerst 15 Minuten Beckenbodenübungen, danach Morgentoilette. Am Samstag fahre ich nach dem Frühstück immer mit dem Rad in die Stadt (circa acht Minuten) und kaufe ein. Bis jetzt, gegen 11 Uhr, nur zwei Milliliter Urinverlust.

Nun gehe ich mit meiner Frau zu Fuß in die Stadt; wir treffen ein paar Bekannte, danach erfolgt eine wichtige Besorgung: Seit Wochen liegt mir meine Frau in den Ohren, dass in der Küche die Mischbatterie (landläufig auch Wasserhahn) undicht ist. Wir gehen in ein Fachgeschäft, um uns die verschiedenen Modelle anzusehen. Nach insgesamt etwa einer Stunde sind wir wieder daheim. Verlust: 60 Milliliter.

Nach einer kleinen Pause baue ich die defekte Mischbatterie aus, radle in das Geschäft und kaufe das ausgesuchte Modell. Auf dem Heimweg regnet es kräftig, ich muss mich beeilen. Als ich daheim ankomme, sind etwa 50 Milliliter in der Vorlage.

Nun kommt der schwierigste Teil, der Einbau. Wer das schon einmal gemacht hat, kennt die Umstände: In einer unbequemen Liegestellung werden die Anschlüsse wasserdicht montiert. Ich bin handwerklich vorbelastet. Endlich ist alles geschafft, alles ist wasserdicht und ich bin zufrieden. So sollte es eigentlich bei mir selbst sein, ein paar Schrauben und Dichtungen fachgerecht befestigen und schon wäre meine persönliche Wasserleitung auch wieder in Ordnung. Leider ist es aber nicht so. Die Umstände des Einbaus haben mich 30 Milliliter gekostet.

Nun nehme ich mir Zeit zum Ausspannen. Danach trainiere ich 20 Minuten den Beckenboden und mache anschließend eine halbe Stunde Pause auf der Massagematte. Anschließend habe ich gleich die heutigen Erlebnisse aufgeschrieben, Verlust: 50 Milliliter.

Schließlich ist Feierabend, im Fernsehen läuft eine wunderbare, erholsame Musiksendung – so richtig zum Abschalten und Entspannen. Ich gönne mir ein Viertel Wein und nebenbei einen Liter Wasser. Danach noch die Sportschau und der gemütliche Abend wird mit insgesamt 50 Milliliter Verlust „belohnt“. Tagesgesamtverlust: 242 Milliliter.

4. Ein nicht sehr lustiger Tag

Tagsmotto:
„Es ist nie zu spät, so zu sein, wie man gerne gewesen wäre."
George Eliot

Ein durchwachsener Tag, von der Inkontinenz her eher mäßig. Der frühe Vormittag verläuft wie die vorher geschilderten Tage mit Beckenbodenübungen, Morgentoilette und Frühstück. Um 10 Uhr ist in der hiesigen Kaserne die Kommandoübergabe meiner früheren Einheit. Meine Frau und ich sind dazu eingeladen. Es ist ein eindrucksvoller Appell mit Parade und Musikkorps. Zum Glück muss ich nicht stehen. Da ich einen Sitzplatz habe, bleibt der Verlust bei 50 Millilitern. Wegen Nationalhymne etc. ist mehrmaliges Aufstehen erforderlich. Danach ist Stehempfang; ich trinke nicht das angebotene Bier, sondern bleibe beim Wasser. Trotzdem verliere ich in den eineinhalb Stunden 100 Milliliter durch das Stehen. Dies ist auch von der Psyche her sehr belastend, denn ich muss auf der Hut sein, dass die Vorlage nicht überläuft; man hat ja viele Gespräche mit den ehemaligen Kameraden, da will ich nicht einfach wegrennen!
Nach der Rückkehr lege ich eine Ruhepause ein. Anschließend absolviere ich eine zweistündige Rennradrunde, dabei sind nur zehn Milliliter fällig! Da sieht man: Radfahren ist wirklich gesund!

Das baut mich wieder auf. Danach duschen und eine einstündige Regenerationspause! Gegen Abend unternehmen wir einen Spaziergang von etwa eineinhalb Stunden, der Verlust ist wieder bei circa 100 Millilitern. Zuhause angekommen trinke ich zum Abendessen ein Glas Wein. Das ist keine gute Idee, denn offensichtlich ist der Schließmuskel noch geschwächt vom Spazierengehen; nach dem Essen sind 60 Milliliter in der Vorlage.
Jetzt gibt es nur eine Möglichkeit: beim Fernsehen die Füße hochlegen, denn in liegender Körperhaltung kann sich die Schließmuskulatur wieder schön entspannen. Nach einer Stunde sind die Welt und der Beckenbodenbereich wieder in Ordnung – der Verlust mit 25 Millilitern erträglich. Gesamtmenge heute: 345 Milliliter.

5. Ein Tag, der einem alles vermiesen kann

Tagesmotto:
„Gefühle sind Tatsachen und müssen berücksichtigt werden.“
Christiane Nortrup

Der frühe Vormittag verläuft bis 10 Uhr wie schon beschrieben. Meine Enkelin ist Autoverkäuferin in einem Autohaus. Es kommt öfters vor, dass sie mich anruft und fragt: „Opi, hast du nachher Zeit? Du könntest mir ein Auto in Kaufbeuren oder Kempten abholen!“ Das ist wirklich nicht anstrengend; ich fahre gerne Auto, bleibe dadurch in der Übung und lerne alle möglichen Automodelle kennen. Also fahre ich um 10 Uhr ins Autohaus (10 Minuten), tausche das Auto um, lade ein paar Kleinigkeiten in den Kofferraum und bringe das andere Modell nach Füssen (45 Minuten). Dort muss ich schon die größere Vorlage mit 130 Millilitern wechseln. Danach geht es zurück nach Kempten (45 Minuten), wo ich ein Ersatzteil abgebe und dann zurück nach Immenstadt (30 Minuten) fahre. Dort gleich wieder Wechsel der Vorlage mit 150 Millilitern.

Ich fahre erst mal heim und lege eine Stunde Pause im Liegestuhl ein. In dieser Zeit pendelt sich der Verlust auf lächerliche zehn Milliliter ein. Nach der Pause gehe ich zu Fuß mit meiner Frau in die Stadt Einkäufe erledigen. In einer guten Stunde wieder 90 Milliliter Verlust, habe es gerade noch nach Hause geschafft. Weil das Wetter sehr warm ist, fahre ich noch kurz in die Waschanlage und spritze das Auto ab. Danach behandle ich es mit einer Waschbürste nach und trockne es mit dem Autoleder getrocknet. Diese Handwäsche nötigt meiner Blase wieder 80 Milliliter ab.

Nun habe ich aber genug, fahre das Auto in die Garage, dusche erst einmal, dann fühle ich mich wohler. Nun gemütlich Abendessen, noch ein wenig im E-Mail-Briefkasten nach Post geschaut und einige E-Mails geschrieben. Inzwischen ist es erträglich, der Verlust beläuft sich 20 Milliliter. Jetzt ist für den Rest des Abends ein wenig Fernsehen als Entspannung angesagt und dabei gönne ich mir zwei Gläschen Wein. Ich trinke nebenbei auch immer viel Wasser, Gesamtverlust während dieser Zeit: 25 Milliliter. Der Tagesverlust liegt heute bei 505 Millilitern.

6. Ein turbulenter Tag

Tagesmotto:
„Das Gefühl für Gesundheit erwirbt man sich nur durch Krankheit."
Georg Christoph Lichtenberg

Heute ist „Gumpiger Donnerstag" (Weiberfastnacht), ein traumhafter Wintertag. Nach den Beckenbodenübungen frühstücken meine Frau und ich gemütlich. Dann ist Maskerade angesagt, denn ab 11 Uhr treffen wir uns mit unseren Frauen traditionell zu einer kleinen Weiberfastnachtsfeier in einem Clubheim. Wir machen unsere Späße und es ist echt gemütlich. Ich trinke nur Wasser, und am Mittag muss ich die Vorlage mit 80 Millilitern wechseln. Um 15 Uhr ist die Veranstaltung zu Ende, es folgt ein Vorlagenwechsel mit erneut 80 Millilitern.
Am Abend halte ich an der Volkshochschule ein Rotweinseminar. Daher ändere ich um 15 Uhr noch eine PowerPoint-Präsentation am Laptop, dabei verliere ich rund 70 Milliliter Urin. Zur Vorbereitung fahre ich zum Veranstaltungsort. Dies geschieht in aller Ruhe, es klappt auch der

Anschluss vom Laptop zum Beamer, also kein Grund zur Aufregung. Plötzlich fängt es bei mir an zu tropfen, nein, es läuft völlig unerwartet. Die Vorlage ist im Nu mit 100 Millilitern gefüllt und ich kann sie gerade noch rechtzeitig wechseln. Ich fahre mit dem Auto zurück und kaufe noch Brot für den Weinvortrag. Beim Aussteigen aus dem Auto wieder ein kräftiger Urinschub und nach dem kurzen Einkauf ist die Vorlage übergelaufen. Nun aber ein Kissen auf den Autositz (immer dabei) und dann nach Hause. Bis ich die Wohnung erreiche, läuft mir der Urin die Hosenbeine entlang bis in die Schuhe.
Ergebnis: Hose und Slip vollkommen nass, in der Vorlage 200 Milliliter. Ich bin regelrecht fertig und mir kommen die Tränen. Dann aber hole ich tief Luft und stelle meine Contenance wieder her. Ich dusche und ziehe mich frisch an, danach 30 Minuten relaxen.
Am Weinseminar beteiligen sich sehr nette und wissbegierige Teilnehmer; wir haben viel Spaß und um 21.30 Uhr ist der Vortrag zu Ende. Siehe da, in der Vorlage waren gerade mal 60 Milliliter, da bin ich wieder richtig zufrieden. So kann ich beruhigt den Heimweg antreten.
Zu Hause verstaue ich meine Utensilien und sehe mir im Fernsehen noch den Schluss der Sendung *Mir losse den Dom in Kölle* an. Jetzt gönne ich mir ein Viertel Wein und dazu einen halben Liter Wasser. Das ist keine gute Idee, denn der Alkohol löst eine Flutwelle aus und im Nu ist die Vorlage mit 150 Millilitern gefüllt. Ich hätte auf den Wein

vielleicht verzichten sollen, ich bin selber schuld. Insgesamt habe ich fast 740 Milliliter Urinverlust! Das ist heute doch eine beachtliche Menge.

7. Ein sehr schlechter Tag

Tagesmotto:
„Die Zukunft lässt sich nur durch Handlungen verändern, die wir heute vornehmen."
Sanaya Roman

Heute ist ein traumhaft schöner Herbsttag, gut zum Wandern! Einige Verwandte von mir sind im Allgäu, und ich will ihnen die Berge etwas näherbringen.
Der Urinverlust liegt bis 10 Uhr bei genau zehn Millilitern. Meine Frau und ich treffen uns mit den Verwandten und fahren zu einem kleinen Bergdorf. Dort geht es mit dem Lift aufs Ofterschwanger Horn zu einem einfachen Höhenrundweg mit herrlicher Aussicht. Nach einigen 100 Metern muss ich schon den ersten Vorlagenwechsel durchführen, Verlust: 80 Milliliter. Dann wandern wir weiter; ich erkläre die Berge und Dörfer und nach weiteren 30 Minuten erfolgt wieder Rakete Stufe 1 mit 80 Millilitern Verlust. Nach einer weiteren knappen halben Stunde haben wir die Weltcuphütte erreicht, der Rundwanderweg ist zu Ende und ich muss vor der kleinen Brotzeit unbedingt wieder Rakete Stufe 1 mit 60 Millilitern durchführen. Die anderen gönnen sich ein Bierchen, ich trinke nur ein

Spezi. Trotzdem muss ich nach der Vesperpause wieder eine Vorlage mit 70 Millilitern entsorgen.
Weil unsere Gäste noch nie an einer Skiflugschanze waren, fahren wir nach Oberstdorf (circa zehn Kilometer) zu dieser gewaltigen Schanze. Dort kann ich am Parkplatz recht günstig erneut Rakete Stufe 1 mit 50 Millilitern durchführen. Dann besichtigen wir die Flugschanze und alle sind von dem Mut der Skispringer sehr beeindruckt. Doch der Tag ist noch nicht zu Ende, denn ich will meinen Verwandten noch die Sonthofer „Burg" zeigen. Dies ist eine Kasernenanlage, in der von 1938 bis Kriegsende die Adolf-Hitler-Schule untergebracht war. Die Besichtigung dauert etwa zwei Stunden und ich muss dreimal Rakete Stufe 1 durchführen mit jeweils 80 Millilitern Verlust. Insgesamt kostete mich die Führung 240 Milliliter, also fast ein viertel Liter Urin.
Zum Abschluss des schönen Tages fahren wir auf eine bewirtschaftete Alpe in das Gunzesrieder Tal. Schon die Fahrt dorthin fordert wieder 80 Milliliter Urin!
Was ist heute bloß los? Es verläuft alles ganz harmonisch, es gibt keinen Stress, ich kenne die Menschen und auch die Gegend, und es macht richtig Spaß zu sehen, wie sich die Gäste freuen. Auf der Alpe verbringen wir noch zwei schöne Stunden und genießen eine vorzügliche hausgemachte Gulaschsuppe. Vor der Abfahrt wechsle ich nochmals die diesmal größer gewählte Vorlage (Rakete Stufe 1) mit 150 Millilitern! Auf der Heimfahrt wird sogar

die Auflage auf dem Autositz etwas feucht, aber es ist ja schon dunkel und so sieht man nichts.
Gegen 21 Uhr verabschieden wir uns, meine Frau und ich verbringen noch einen gemütlichen Abend vor dem Fernseher, denn es kommt eine schöne Sendung über meine alte Heimat, die Pfalz. Jetzt gönne ich mir zwei Glas Wein und dazu einen Liter Wasser und lege die Beine hoch. Dadurch kann sich die Beckenbodenmuskulatur wieder erholen und bis 23 Uhr bleibt es bei 60 Millilitern Verlust. Insgesamt heute 880 Milliliter!
Tagesresumée: Ich kann mir nicht erklären, warum es heute so schlimm war, habe ich in den letzten Tagen zu viel Beckenbodentraining durchgeführt oder war es zu wenig? Ganz genau lassen sich solch Fragen nicht beantworten, die gesamte Woche war nicht besonders gut! Aber damit muss man leben – wie sagte der Bundeshandballtrainer, Heiner Brand, in einem Interview:

„Wer kämpft, der kann verlieren,
wer nicht kämpft, hat schon verloren!"

Doping möglich?

Ich muss mal mit dem spanischen Arzt Juventas Verbindung aufnehmen, der schon vielen Radprofis und vielleicht auch anderen Sportlern zu unerklärlichen Leistungen der Muskulatur verholfen hat. Vielleicht gibt es hier eine Hilfe? Die Universitätsklinik Freiburg wäre eventuell auch eine Möglichkeit, da ist die Fahrt nicht so weit wie nach Spanien und es gibt keine Sprachprobleme. Aber ich brauche richtige Ansprechpartner. Das Besondere ist eigentlich, dass beim Gehen sich die Blase vollkommen entleert, sodass ich nicht mehr urinieren kann. Es kommt kein Tropfen mehr, denn alles ist in der Vorlage. Wenn ich danach eine halbe Stunde ruhe, ist der Zustand wieder im „grünen“ Bereich und ich kann auch wieder urinieren.

Kapitel 28

Kleinigkeiten, die den Tag verderben

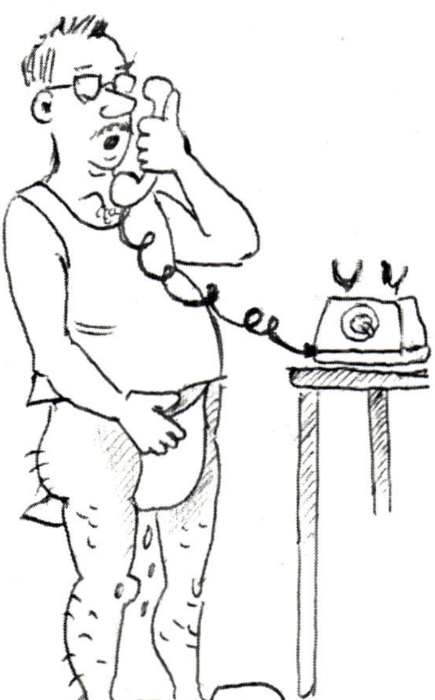

„Wer neu anfangen will, soll es sofort tun, denn eine überwundene Schwierigkeit vermeidet hundert neue!“
Konfuzius

Telefon und nasse Hose

Oft passiert es, dass ich zu Hause gerade auf der Toilette Rakete Stufe 1 durchführen will und genau in diesem Moment klingelt das Telefon. Die paar Schritte zum Telefon sind schon zu viel und ich spüre, wie die übervolle Vorlage durch einen weiteren „Schuss“ überläuft, also nicht nur der Slip, sondern auch die Hose wird nass. So halte ich in einer Hand das Telefon und mit der anderen den nassen Slip und die nasse Hose fest. Es ist doch sehr praktisch, dass ich noch nicht mit einem Bildschirmtelefon ausgestattet bin!

Eine Freisprechanlage wäre vielleicht eine praktische Investition, dann könnte ich telefonieren und dabei in aller Ruhe die Vorlage wechseln und danach die Hände waschen. Schon der Gedanke daran amüsiert mich, denn der Gesprächspartner wüsste nicht, was ich gerade in der Hand habe. Oft ist das Gespräch zudem nicht besonders wichtig. Nun werden alle meine Freunde und Bekannten denken: Paul führt nur unwichtige Gespräche. So ist es nun auch wieder nicht, aber es gibt halt viele Small-Talk-Gespräche oder es handelt sich um einen der typischen unerwünschten Werbeanrufe wie: „Sie haben gewonnen,

Herr Boos!“ Dann kommt von mir normalerweise irgendeine lustige Antwort: „Tut mir leid, aber ich brauche kein Geld, mein Konto ist voll“, aber mit nassen Hosen bin ich nicht gerade zum Spaßen aufgelegt. In einer solchen Situation bin völlig genervt, weil ich keine Zeit habe, mich wieder in einen normalen Zustand (oder in einen normalen Menschen) zu versetzen. Man soll halt nicht bei jedem Anruf ans Telefon gehen, aber die Neugier überwiegt.

Verlassen der Wohnung

Früher war es häufig so, dass ich lächelnd und angezogen dastand, weil meine Frau noch nicht ganz fertig war und irgendetwas zu tun hatte. Jetzt ist es genau umgekehrt, denn im letzten Moment muss ich nochmals überprüfen: „Habe ich alles dabei? Meine Mütze, genügend Vorlagen, Ersatzslip und Herrentasche?“

Tipp: Um Unvorhergesehenem vorzubeugen, habe ich in jeder Hose und in jeder Jacke mindestens ein bis zwei Vorlagen; dazu kommt mein Alarmgepäck (siehe Kapitel 14).

Unkontrollierte Bewegungen

Der Mensch macht im Laufe des Tages viele Bewegungen, ohne sich dabei etwas zu denken. Als Inkontinenter muss man sich sehr umstellen, denn viele automatische Handlungen lösen einen unerwarteten Harnausfluss aus, der nicht zu stoppen ist. Das kann eine Drehung beim Frühstück sein, um den Salzstreuer zu erreichen, oder aber nur ein schnelles Bücken – also am besten den Euro einfach auf dem Boden liegen lassen. Solche kleinen Dinge erfreuen mich immer wieder. Wenn meine Frau und ich gemeinsam am PC arbeiten, muss ich zwischendurch mal schnell Rakete Stufe 1 durchführen. Ich gehe aus dem Arbeitszimmer und ins Bad, habe gerade die Hose unten, um die Vorlage zu wechseln, da fragt mich meine Frau etwas zu unserer Arbeit. Das ist dann wirklich ein sehr ungünstiger Zeitpunkt, das nervt und ich rufe: „Ja, ja, gleich!“ Ich muss aber vorher die nasse Vorlage entsorgen, Hände waschen und bin dann erst einsatzbereit. Für einen Normalsterblichen eigentlich nicht ganz nachzuvollziehen, weil es ganz normale Handlungen sind, aber das sind die kleinen Dinge, die das Leben erheitern.

Duschen

Wenn ich mich vor dem Duschen entkleide, muss ich mich zum Ausziehen des Slips logischerweise bücken. Am frühen Morgen geht das problemlos. Aber am Nachmittag und Abend – ich habe die Angewohnheit, kurz vor dem Schlafengehen zu duschen – fängt es beim Bücken völlig ohne Vorwarnung an zu tröpfeln. Tröpfeln ist untertrieben, dann können dicke Tropfen kommen. In der Dusche wiederum kann ich während des gesamten Duschvorgangs trotz Harndrang den Urin problemlos anhalten. Stelle ich aber anschließend zum Abtrocknen der Beine und Zehen den Fuß auf eine Erhöhung wie Schemel oder Badewannenrand, tropft es ohne Unterlass. Wenn ich mich dann im Genitalbereich abtrockne, kommt meist ein kräftiger Wasserstrahl. Jetzt kann ich meinen Schließmuskel anspannen, soviel ich will, dieser Ausfluss ist nicht zu steuern. Das ist erträglich und ohne Folgen, denn zum Glück bin ich noch im Bad. Dann muss ich aber schnell ins Bett, sonst tröpfelt es weiter. Im Liegen ist dann bald wieder alles okay.

Autofahren

Schon das Ein- oder Aussteigen aus einem Auto ist nicht ganz einfach. Man muss sich hier ganz genau konzentrieren und den Schließmuskel anspannen, denn diese Bewegungen lösen meistens einen Schuss in die Vorlage aus. Die Sitzhöhe ist bei mir von untergeordneter Bedeutung. Als Normalersterblicher, also ohne Inkontinenzprobleme, kann man so etwas eigentlich nicht nachvollziehen. Wenn mich jemand beim Aussteigen beobachtet, denkt er sicher: „Schau mal, wie der sich aus dem Auto quält!" Das muss ich aber ignorieren und ein fröhliches Gesicht machen, denn ich weiß schließlich, dass ich eigentlich keine körperlichen Probleme habe.

Tipp: Man sollte immer einen lockeren Spruch parat haben, auch wenn es schwerfällt. Am besten prägt man sich ein bis zwei Standardsprüche ein, dann geht es leichter und man hat ein besseres Gefühl dabei.

Husten, Niesen, Lachen

Es wurde uns anerzogen, hierbei immer die Hand vor den Mund zu halten. Dies führt einen enormen Druck auf den Beckenboden aus und oft geht ein kräftiger Schuss in die Hose – nein, hoffentlich in die Vorlage. Hier gibt es einen Trick: Es ist besser, den Kopf zur Seite zu drehen und nach oben rückwärts zu husten und dabei den Beckenboden anzuspannen. Das ist jetzt eine völlig neue Hustentechnik, hier muss man auch erst einmal üben und von anerzogenen Gewohnheiten abweichen (Quelle: *Der Beckenboden – Funktion, Anpassung und Therapie* von Renate Tanzberger).

Beim Niesen sollte man sich ähnlich verhalten, also auch hier wieder den Kopf nach hinten drehen und nach oben

niesen. Wenn es die Situation zulässt, halte ich zudem die Hand an den Damm und drücke nach oben, damit wird der Ausfluss gebremst.
Das Lachen ist mir zwar nicht vergangen, das ist nicht meine Art, aber ich lache jetzt nur noch mit gebremstem Schaum. Was habe ich früher herzlich gelacht, aber jetzt weiß ich, dass man nicht umsonst sagt: „Ich habe mich nassgelacht!"

Einfluss des Wetters

Sicher kennen Sie diese Ausrede, wenn alle gesundheitlichen Probleme auf das Wetter geschoben werden: „Mir geht es heute gar nicht gut, das ist bestimmt das Wetter!" Das erinnert an den Schlager *In Bayern ist der Föhn an allem schuld*. Wintermonate können sehr unangenehm sein, hier ist die Inkontinenz durch die Kälte noch problematischer als sonst. Da die Vorlage mehr oder weniger mit Flüssigkeit gefüllt ist, wird diese sehr schnell kalt. Es ist sehr unangenehm, wenn man aufgrund der feuchten Vorlage einen kalten Penis bekommt. Daheim muss man sich dann erst einmal nach dem Ausziehen trockenlegen und die unteren Gefilde aufwärmen. Das sind die Freuden einer schönen Winterwanderung. Wieder für manche ein Grund, nicht mehr aus dem Haus zu gehen.

Peinliche Vergesslichkeit

Es passiert schon mal, dass ich in der Eile des Gefechts eine volle, feuchte Vorlage in der Toilette, im Bad oder im Schlafzimmer liegen lasse. Das passiert, wenn es pressiert, weil das Telefon klingelt oder aus einem anderen unerfindlichen Grund. Ich kann da schon mal nachlässig sein. Mir ist das hinterher sehr peinlich, wenn ich später so einen Fund mache. Meine Frau sagt da nichts. Sie hat bestimmt schon stillschweigend die Dinger entsorgt. Vielleicht hat sie auch noch nie etwas gefunden – ich frage sie aber lieber nicht danach.

Tipp gibt es keinen, nur ein Fazit: Es sind im Prinzip die sogenannten Kleinigkeiten, die einem den Tag verderben. Hier kann man so richtig mürbe werden. Zwar kann man sich mit all diesen Umstellungen nicht gleich anfreunden, aber im Laufe der Zeit bekommt man Routine und hat die Situationen ganz gut im Griff, nach dem alten Sprichwort: „Übung macht den Meister." Es gibt eigentlich nur ein Mittel gegen die Resignation: sich immer wieder aufzuraffen und nicht klein beizugeben, darüber zu reden und Späße zu machen!

Kapitel 29

Erlebnisse als Reiseleiter

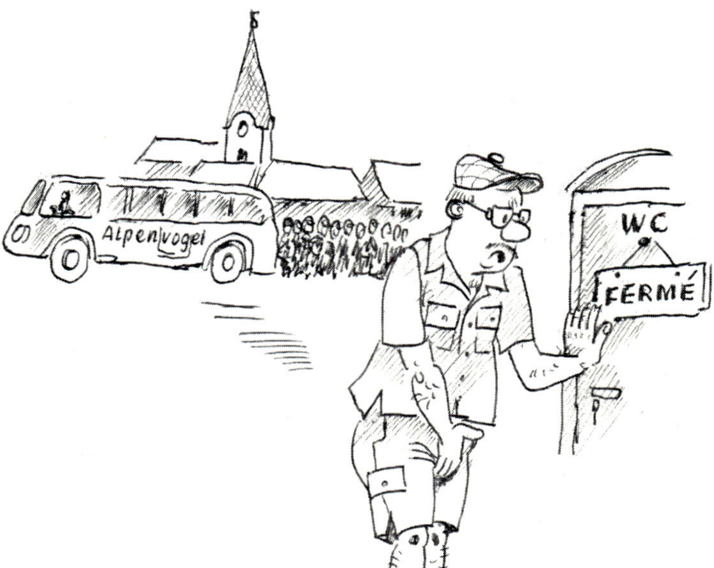

„Das Beste und Schönste an einer Reise wird daheim erlebt: teils vorher, teils hinterher."

Burgund

Im Herbst war ich für das Reisebüro Alpenvogel Sonthofen als Reiseleiter mit einer Busgesellschaft in Burgund. Wir besichtigten Vézelay, die großartige Basilika Sainte-Madeleine, welche von Weitem schon erkennbar auf einem Hügel oberhalb des Städtchens liegt.

Am Vormittag treffen wir dort bei schönem Wetter ein. Die Stimmung ist gut und wir wandeln auf den Fußstapfen mittelalterlicher Wallfahrer auf dem Pilgerweg nach Santiago de Compostela. Bergauf über die schmale Straße erreichen wir die einstige Klosterkirche. Als wir vor dem Tympanon eintreffen, öffnet sich wie von Geisterhand die Doppeltür im Narthex und es bietet sich ein herrlicher Blick in das Hauptschiff. Gleichzeitig erklingt der Gesang einer deutschen Reisegruppe, welch günstiger Zufall! Natürlich sage ich gleich, dass dies von mir für 10 Uhr bestellt und abgesprochen war und alle sind begeistert. Interessiert betrachten die Reiseteilnehmer die schönen Kapitelle.

Plötzlich, tropf, tropf, tropf, ganz unerwartet, es läuft und ich gehe in dem schon angesprochenen Cowboygang vorbei an den andächtig schauenden Besuchern ins Freie, denn ich habe vorher dort ein WC-Schild gesehen! Aber es war „fermé“, geschlossen. Also rum um die Kirche und die erste Möglichkeit an der Außenschiffstrebe zum Vorlagenwechsel genutzt! Zum Glück war die Hose noch nicht nass. Na, das ging mal wieder gerade gut. So kann ich erneut in das Innere, verständige mich mit Augenzwinkern bei den „Eingeweihten“, und wir bummeln nach der Besichtigung gemütlich durch den Ort, plaudern mit Freunden. Unten entdecke ich eine Bank – Sitzen ist immer gut und ich habe ein angeregtes Gespräch mit einem Reiseteilnehmer. Der Bus kommt, aufstehen, auweh, ich glaube die Vorlage ist voll. Daher noch schnell auf die Toilette an der Haltestelle. Verdammt, der Slip ist auch nass! Schuhe aus, Hose runter, neuen Slip, neue Vorlage, den nassen Slip schnell in den Beutel, die Vorlage in den Eimer und mit lächelndem Gesicht zum Bus schlendern. Das war jetzt wieder eine Schau und anstrengender als eine Ganztagsführung! Der Tag ist aber noch lange nicht zu Ende! Ich muss noch den Nachmittag und Abend mit Essen und Weinprobe durchhalten.

Pfalz

Seit vielen Jahren führe ich im September Wein-Kultur-Reisen in die Pfalz für die Volkshochschule durch. Wir unternehmen einen Bummel durch die Weinberge, entlang des Weinlehrpfades, danach ist ein kleiner, gemütlicher Umtrunk geplant.

Mit einer Vorlage im Slip, die circa 150 Gramm aufnimmt, wandere ich gemütlich mit der Gruppe durch die Weinberge und erzähle über den Weinbau. Jetzt spüre ich schon die ersten Tropfen (nein, es regnet nicht), wie sie langsam in die Vorlage drippeln. Mit den weiteren Erklärungen tröpfelt es immer mehr, also ist es vielleicht eine psychische Sache. Nachher kommt noch der gemütliche Umtrunk, da muss ich erst mal schauen, wo ich die Vorlage schnell wechseln kann. Ich halte es wie ein Moderator: „The show must go on!" Die Teilnehmer sollen sich amüsieren, was erleben und sich nicht mit meinen Problemen rumschlagen. Kurzer Entschluss: Ich lasse meine Reisegruppe beim Umtrunk erst einmal für zehn Minuten alleine – einen Verantwortlichen habe ich vorher schon eingeteilt – und verschwinde in dem glücklicherweise gut belaubten Wingert (Weinberg).

Es folgt der übliche Ablauf: Schnell die Hose runter, die feuchte Unterhose wechseln und verstauen, Vorlage austauschen und nasse „entsorgen", dann mit Hygienetüchlein wieder Handpflege betreiben und gemütlich zur Gruppe zurückschlendern. Nun sollte man sich einen passenden Spruch einfallen lassen. Ich könnte sagen, dass ich wegen der Weinprobe telefoniert habe. Nein, ich bringe keine Ausrede, denn es gibt einen Spruch in Edenkoben: „Ich habe nach meinem Moped geschaut, ob es noch da ist!" Das ist für Eingeweihte ein Stichwort für den Toilettengang. Unwissende lachen darüber, aber sie kennen meine lockeren Sprüche, und man ist nie ganz sicher, ob ich nicht wieder jemand auf den Arm nehme. Nun kann ich – frisch trockengelegt – wieder an dem Umtrunk teilnehmen. Ich mache es jetzt wie ein Schauspieler auf der Bühne: Das Glas in der Hand trinke ich selbst aber nichts, denn sonst tropft es erneut und mit weiteren Erklärungen zur Landschaft und ihrer Geschichte lasse ich einen meiner Trinksprüche los:

„Wie wir's auch treiben, wir entdecken
überall im Leben Ecken.
Freunde, heut tu ich allen kund,
Wein macht Ecken so schön rund!"

Hochzeitstag mit Überraschungen

An einem runden Hochzeitstag waren meine Frau und ich mit dem „Club Freunde der Provence" in Südfrankreich. Wir besuchten mit der Reisegruppe am Vormittag den Markt mit südlichem Flair, meine Frau und ich bummelten durch das bunte Treiben. Anschließend trafen wir uns alle am Bus und fuhren nach Orange. Hier war Mittagspause, danach der Besuch des ehemaligen römischen Theaters geplant. Aufgrund unseres Hochzeitstages gingen meine Frau und ich in ein typisch provenzalisches Restaurant, das wir schon seit vielen Jahren kennen. Wir genossen gemütlich einen Aperitif, danach wurde ein schmackhaftes Menü gereicht. Zum feinen Seelachs trank ich ein Glas Wein. Kurz vor Ende der Mittagspause ging ich auf die Toilette und spürte, wie es plötzlich immer mehr tropfte. Bereits auf der Toilette war die Vorlage übergelaufen; Slip und Hose waren nass. Ich band meine Sommerjacke lässig um die Hüften, um die nasse Hose zu tarnen. Noch 100 Meter bis zum Eingang des Theaters musste ich gehen, um für die Gruppe den gemeinsamen Eintritt zu bezahlen und Audiophone für jeden zu empfangen. An der Bühne demonstrierte ich noch durch mehrmaliges Händeklatschen die wunderbare Akustik des Theaters, trotz nasser Hose.

Danach bat ich zwei ortskundige Damen unseres Clubs, nach der Besichtigung des Theaters mit den Teilnehmern zum Bus zu kommen, der am Monumentaltor geparkt war, und eilte mit meinem Freund Sepp, dem Busfahrer, voraus. Im Bus zog ich erst einmal die Hose aus – meine Güte, die war bis auf Kniehöhe nass. Schnelle Maßnahme: frischen Slip an, eine neue Vorlage rein und dann die Leinenhose trocken reiben. Nach einer viertel Stunde kamen die ersten an. In der engen Bustoilette reibe ich weiter, bis die Hose trocken ist.

Als Entschuldigung für mein Verschwinden gab ich an, ich hätte jetzt in einem Schreibwarenladen den Arc de Triomphe kopieren lassen, welcher wegen Restaurierungsarbeiten verhüllt war. In Wirklichkeit hatte ich die Kopien schon von zu Hause mitgebracht. Alle waren erstaunt, wie schnell das Kopieren im Ausland klappt. Ich denke mir oft einen kleinen Gag aus, damit die Reise nicht nur lehrreich, sondern auch amüsant bleibt.

Tipp und Resümee: Bei Tagesausflügen immer eine Ersatzhose und zwei bis drei Slips mitnehmen (siehe Kapitel 14) und nicht leichtsinnigerweise daheim lassen. Ich habe bis jetzt keinen kleinen batteriebetriebenen Fön auftreiben können, bin immer noch auf der Suche. Es wäre zweckmäßig, bei Tagesausflügen sehr große Vorlagen zu verwenden, aber es ist nicht immer so schlimm und zudem kennen Sie meine Abneigung gegen große Vorlagen.

Danach fuhren wir noch in das kleine Dorf Caromb. Hier gab es eine Besichtigung des Weinkellers und eine Weinverkostung. Im Gegensatz zu den Teilnehmern hielt ich mich bei der Probe im Cave St. Marc zurück und verkostete keinen Wein, denn Alkohol am Spätnachmittag … (siehe Kapitel 15).

Am Abend war dann alles wieder in Ordnung. Der Chef des renovierten Safari-Hotels, Monsieur Roux, präsentierte uns zum Abschied ein Glas echten Champagner mit Trüffelhäppchen. Am Glas habe ich nur genippt, sonst wäre sicher wieder manches „in die Hose“ gegangen, aber ich muss selbst am Hochzeitstag Vernunft walten lassen. Das Liebesleben in der Hochzeitsnacht entfiel aufgrund der Nachwirkungen der Prostatektomie – der vollkommenen erektilen Dysfunktion. Also dann – gute Nacht!

Kapitel 30

Das Arbeitszimmer als Fitnessstudio

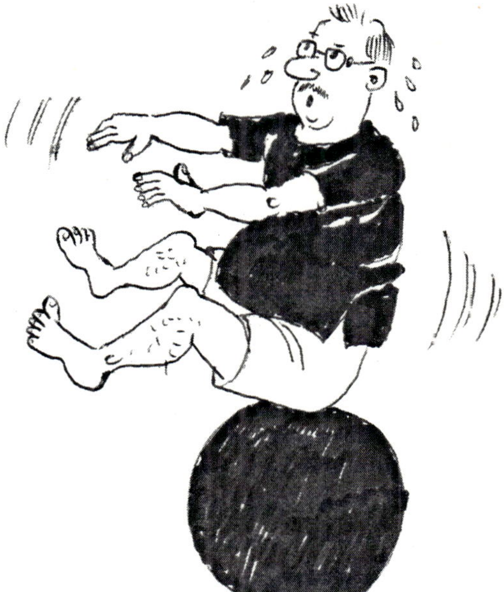

„Man muss immer das Beste hoffen, das Schlimmste kommt von alleine.“

Anleitung ist notwendig

Mein Arbeitszimmer hat sich in ein Fitnessstudio verwandelt. Hier könnte ich einige Leute gleichzeitig beschäftigen, es sind genügend Geräte vorhanden. Eine vorherige Einweisung in diese ist aber unbedingt erforderlich. Man kann mit ihnen zwar selbständig üben, aber keinesfalls ohne vorherige gründliche Einführung durch eine Physiotherapeutin oder einen geschulten Fitnesstrainer. Bei Männern ist das besonders wichtig. Ich weiß aus eigener Erfahrung, dass wir Männer geneigt sind, einfach drauflos zu powern und dabei den kleinen Schließmuskel sowie die gesamte Beckenbodenmuskulatur vollkommen überfordern. Der Schließmuskel bestraft uns sofort, denn der streikt und arbeitet nicht mehr und – was noch schlimmer ist – es tropft dann ununterbrochen!

Meine wichtigsten Geräte

Pezziball

Der Pezziball wird von fast allen Physiotherapeuten verwendet. Er kann vielseitig eingesetzt werden und ist sehr effektvoll. Er muss die richtige Größe haben und auch richtig aufgepumpt sein. Der einzige Nachteil ist die Größe, denn er nimmt jede Menge Platz ein.

Softball

Der viel kleinere Softball ist ebenfalls ein effektvolles, aber kleines Übungsgerät, man kann viele Übungen damit durchführen, und er passt sogar unter den Schreibtisch.

Theraband

Das Theraband ist auch ein beliebtes Gerät, wobei die Bezeichnung „Gerät" etwas übertrieben ist, denn es ist schließlich nur ein leichtes Gummiband. Es gibt verschiedene Härtegrade, die farblich gekennzeichnet sind. Der Vorteil ist, dass man das Band auch auf Reisen mitnehmen kann, denn es ist klein und leicht. Man kann eine große Anzahl von Übungen damit durchführen, ohne dabei schwere Hanteln zu bewegen, und der Effekt ist (fast) derselbe. Die Übungen können im Stehen, Liegen und Sitzen durchgeführt werden.

Powermax

Der Powermax ist ein Gerät, auf dem man im Sitzen und Stehen sowie in Seitenlage Muskelstärkungen im Beckenbodenbereich durchführen kann. Bodybuilder können damit auch die gesamte Muskulatur trainieren. Er wird elektrisch betrieben und erzeugt schnelle Schwingungen, die nach Intensität eingestellt werden. Er ist dem Galileo-Trainer nachempfunden, natürlich eine viel einfachere Ausführung, daher auch nur für den Heimgebrauch geeignet.

Wippe

Die Wippe stärkt das Gleichgewichtsgefühl, wirkt auf den Beckenboden und gleichzeitig auf die Kniemuskulatur, ist also ein Gerät, das vielseitig eingesetzt werden kann und zur allgemeinen Fitness beiträgt.

Flexistab

Der Flexistab fördert Kraft, Ausdauer und durch die Eigenschwingungen bringt er viele Muskeln in Bewegung. Er kann effektvoll eingesetzt werden.

Fußroller

Der Fußroller soll die Fußreflexzonenmassage ergänzen; ob das tatsächlich der Fall ist, wage ich zu bezweifeln. Jedenfalls ist es nicht unangenehm und wirkt auf jeden Fall beruhigend auf Körper und Geist.

Bodenmatte

Eine Bodenmatte ist unerlässlich, denn es gibt viele Übungen die man im Liegen absolvieren muss. Eine große Decke kann dafür genauso verwendet werden.

Ballkissen

Das Ballkissen ist zwar kein Ersatz für den Pezziball, aber man kann ähnliche Übungen damit durchführen oder auch einfach darauf sitzen, ohne dabei zu trainieren. Der Beckenboden wird unwillkürlich in Schwingungen versetzt.

Reiskissen

Mit dem Reiskissen kann man Übungen im kleinen Beckenbodenbereich durchführen und eine Stärkung dieser Muskulatur erzielen.

Hanteln

Eine kleine Garnitur Krafthanteln kann sinnvoll die Ausrüstung ergänzen.

Kapitel 31

Ausblick

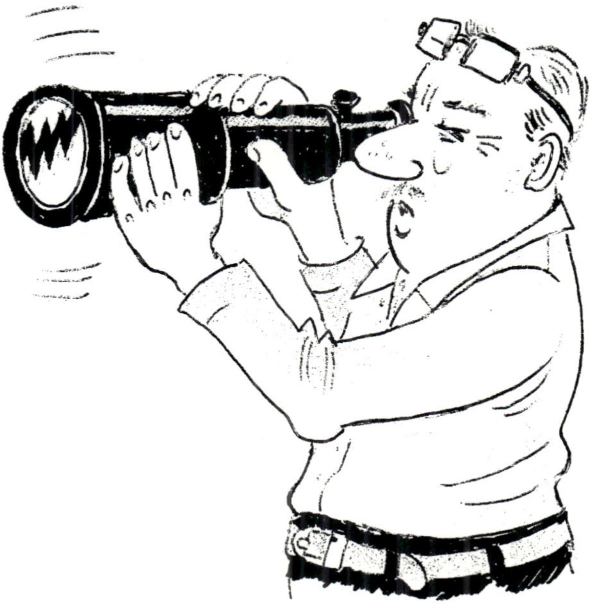

„Auch das schlechteste Buch hat seine gute Seite – die letzte.“
John Osborne

Stand der Forschung

Nachdem bis jetzt noch nicht genau erforscht wurde, warum sich die Prostata in der Lebensmitte allmählich vergrößert und warum ausgerechnet die Prostata vom Krebs befallen wird, möchte ich auch den Stand der Forschung hinsichtlich Inkontinenz ansprechen.
Obwohl allein in Deutschland etwa acht bis zwölf Millionen Menschen an Inkontinenz leiden, liegt es mit der Forschung zur Behebung dieser Krankheit noch sehr im Argen. Hier überschlagen sich die Ereignisse und Erfolge leider nicht, ganz im Gegenteil. Ich habe viele Universitätskliniken und sonstige Institutionen angeschrieben, von denen ich erwartet oder erhofft hatte, dass sie in dieser Richtung forschen. Die wenigen Antworten, die ich erhielt, waren nicht gerade ermutigend. Entweder man forscht überhaupt nicht oder ist bei ersten kleinen Anfängen beziehungsweise Versuchen angelangt.
Hier könnte die Industrie beispielgebend sein, denn hier schließen sich ganze Konzerne zusammen, um gemeinsam zu forschen! Bei vielen Industriezweigen versuchen sich die Firmen gegenseitig den Rang abzulaufen, bei Erfor-

schung der Inkontinenz geschieht leider erstaunlich wenig, und wenn, dann arbeitet man nicht unbedingt zusammen. Für Frauen und neuerdings auch für Männer werden Bänder zum Anheben der Harnröhre in verschiedenen Ausführungen angeboten, aber das ist immer mit einer Operation verbunden und die Erfolge halten sich in Grenzen. Besonders bei Männern hat man noch keine Langzeitergebnisse. Sehr schnell wird von vielen Urologen auch der „Einbau" eines künstlichen Sphinkters empfohlen, eine sehr schwierige Operation mit der Gefahr von Infektionen. Nach dem derzeitigen Stand der Erfolge auf diesem Gebiet bin ich selbst nicht daran interessiert, aber auch das ist natürlich nur meine ganz persönliche Einstellung dazu. Ich baue nach wie vor darauf, dass durch Stärkung der Muskulatur etwas erreicht werden kann, als dass ich mir wieder unten „rumschnipseln" lasse.
Sehr erfolgversprechend und auch von renommierten und kritischen Fachzeitschriften hochgejubelt war eine Injektion von autologen (körpereigenen) Muskelzellen in den Schließmuskel Der Schließmuskel sollte seine ursprüngliche Größe und Kraft wiederlangen. Nachdem aber der verantwortliche Arzt hinsichtlich der Ergebnisse ins Zwielicht geraten ist, hat die durchführende Universitätsklinik diese Behandlung gestoppt. Ich glaube aber, dass gerade hier dringend weitergeforscht werden sollte, Millionen Inkontinente warten auf Hilfe.

Bei Eidechsen wächst bekannterweise der Schwanz nach und bei den Wattwürmern erneuert sich eine Körperhälfte bis zu 30 Mal! Auf dieses Gebiet sollte man die Aufmerksamkeit richten, im Rahmen der Erforschung von Stammzellen. Es wird diesbezüglich auch in einigen Kliniken geforscht, man ist aber noch in der experimentellen Phase. Es gibt auch Kliniken, wo eine Stammzellentherapie durchgeführt wird, im Internet wird man fündig.

Tipp: Die Operationstechniken ändern sich gerade, und somit kann man hoffen, dass in einiger Zeit tatsächlich so operiert wird, dass die „Ausschussware" tatsächlich nur noch einen unbedeutenden Prozentsatz ausmacht. Hier gilt abwarten und nicht gleich operieren lassen, dann ist man auf der sicheren Seite.
Wie ich in Kapitel 6 kurz angedeutet habe, erprobe ich derzeit einen neuen Penisclip und hoffe, dass dieser bald auf den Markt kommt.

Dank

An dieser Stelle sage ich Dank an alle, die mir in den letzten Jahren geholfen haben.
Den Mitstreitern meiner Selbsthilfegruppe und vielen Betroffenen danke ich für ihre Offenheit und die Genehmigung, die Erlebnisse veröffentlichen zu dürfen.
Meiner Physiotherapeutin Klara Wißmiller danke ich ganz besonders für die Vermittlung ihres Fachwissens in Theorie und Praxis, und dass sie sich immer wieder geduldig meine Probleme angehört und mich in manchen schweren Stunden, in vielen langen Gesprächen auch in meiner Psyche wieder aufgerichtet hat. Herrn Dr. Blessing danke ich, weil er immer wieder neue Möglichkeiten sucht, um mir zu helfen.
Meiner Familie und besonders meiner Frau Erika danke ich, weil sie mit viel Verständnis sogar meine schlechten Launen erträgt, obwohl sie das neue „Thema Nummer eins" sicher nicht mehr hören kann. Sie hat bisher viel ertragen müssen, weil ich mich verändert habe. Hier können sich andere Frauen ein Beispiel nehmen!
Nicht zuletzt danke ich Ernst Helmstreit für seine liebevollen Karikaturen, welche die Probleme in einer fröhlichen Art aufzeigen.

Anhang 1

PSA-Entscheidungshilfe

AOK – Universität Bremen
Deutsches Krebsforschungszentrum
Herausgegeben im August 2008
www.psa-entscheidungshilfe.de

Eigener Auszug in Kurzfassung

Ein normaler PSA-Wert ist keine Garantie dafür, dass kein Krebs vorliegt. Der PSA-Test „übersieht“ einen Teil der Krebserkrankungen, denn nicht alle gehen mit einem erhöhten PSA-Wert einher: Bei etwa 2 von 10 Fällen (20 Prozent) von Prostatakrebs ist der PSA-Wert normal, also obwohl ein Prostatakarzinom vorliegt!
Von 1.000 Männern im Alter von 50 bis 70 Jahren haben statistisch 40 ein Prostatakarzinom (4 Prozent). Bei 26 dieser 40 Männer (65 Prozent) wird durch den PSA-Test und bei erhöhtem Wert durch weitere Untersuchungen einschließlich einer Biopsie das Karzinom entdeckt. Bei 7 der 40 Männer (17,5 Prozent) ist der PSA-Wert trotz Krebs normal, der Krebs wird nicht entdeckt. Bei 7 Männern (17,5 Prozent) ist das Ergebnis der Biopsie

fälschlicherweise negativ – der Krebs wird trotz Gewebeentnahme nicht erkannt. Diese 14 Männer (35 Prozent) wiegen sich in falscher Sicherheit, denn der Krebs wurde bei ihnen übersehen. Zwei Drittel der 100 Männer mit erhöhtem PSA-Wert, unnötig in Sorge, denn sie haben keinen Krebs.

Überbehandlung langsam wachsender Prostatakrebse

Der PSA-Test kann zur Entdeckung von Prostatakarzinomen führen, die sehr langsam wachsen und dem betreffenden Mann auch ohne Entdeckung und Behandlung niemals Probleme bereitet hätten. Dies nennt man Überdiagnose. Der Mann würde mit dem unerkannten Prostatakrebs irgendwann an anderen Ursachen sterben – mit dem Krebs, aber nicht durch den Krebs. Das Problem ist, dass man bei einem entdeckten Krebs derzeit nicht sicher sagen kann, wie er sich langfristig verhält!

Prostatakrebs behandeln

Grundsätzlich gibt es vier Möglichkeiten des weiteren Vorgehens:

- Überwachung,
- Operation,
- Strahlentherapie,
- Hormonbehandlung

Immer mehr Karzinome werden in einem frühen Stadium entdeckt, wenn sie noch sehr klein sind. Ergibt die Gewe-

beuntersuchung eine geringe Aggressivität, kann man nicht sagen, ob sie weiterwachsen und wie sie sich entwickeln werden. Hier besteht die Möglichkeit, zunächst lediglich zu beobachten und zu überwachen.
Bei der Operation, der sogenannten radikalen Prostatektomie, wird die gesamte Prostata entfernt. Es bietet den Betroffenen die Chance einer vollständigen Heilung, wenn auch keine Garantie.

Nebenwirkungen der Operation

Tod: Weniger als 10 von 1.000 Männern sterben an den Folgen der Operation.
Impotenz: Zwischen 20 bis 80 von 100 Männern sind nach der Operation impotent, hier weichen die Angaben stark voneinander ab!
Harninkontinenz: In den ersten zwei bis drei Monaten nach der Operation muss circa jeder zweite Patient mit Problemen beim Halten des Urins rechnen. Verlässliche Aussagen sind schwer zu treffen, die Angaben in der wissenschaftlichen Literatur gehen weit auseinander! Fünf Jahre nach der Operation benötigen 28 von 100 Männern (28 Prozent) Windeleinlagen!

Ist Früherkennung von Vorteil?

Die Experten sind sich bisher nicht darüber einig, ob die zurzeit zur Verfügung stehenden Verfahren zur Früherkennung für Männer von Nutzen sind oder ob der mögliche Schaden überwiegt. Man weiß bisher nicht sicher, wie viele der früh erkannten und schonend behandelten Tumore, die noch nicht durch Krankheitszeichen auffallen, überhaupt behandlungsbedürftig sind, das heißt wie viele Männer gänzlich unnötig operiert oder bestrahlt werden, weil bei ihnen der Tumor in der Prostata auch ohne Behandlung zu Lebzeiten nie zum Problem geworden wäre.

Zusatz von Paul Boos

Bitte lesen Sie diese Entscheidungshilfe im Original in Ruhe durch und kreuzen Sie Ihre eigenen Antworten an. So können Sie selbst herausfinden, was für Sie am wichtigsten ist, und Ihre persönliche Entscheidung darüber treffen!

Anhang 2

Test oder Tombola

Um die Früherkennung von Prostatakrebs steht es schlecht. Denn nicht nur US-Experten halten die Messung des PSA-Wertes für nutzlos

von Ulrich Bahnsen

Im Juli, beim Euroscience Open Forum in Barcelona, stritten sich Experten über Nutzen und Schaden der Krebsfrüherkennung wie die Kesselflicker. Einig waren sich Kritiker und Befürworter nur im vernichtenden Urteil über den Bluttest auf das Prostata-spezifische Antigen (PSA), mit dem vor allem Urologen den Prostatakrebs früh erkennen wollen. Der Vorwurf: Mit dem Test helfe man – wenn überhaupt – nur wenigen Männern, richte dabei aber durch überflüssige Therapien erheblichen Schaden bei vielen anderen an. Die Liste der möglichen Nebenwirkungen umfasst Inkontinenz, Impotenz, Blasen- und Darmprobleme. „Hätte man den Test in den Leistungskatalog des britischen Früherkennungsprogramms aufgenommen“, sagte dessen ehemaliger Leiter Sir Muir Gray in Barcelona, „ich hätte meinen Job quittiert.“

In den USA hat die Preventive Services Task Force des Kongresses jetzt die Abschaffung des Bluttests zunächst für Männer über 75 empfohlen. Bisher gilt der PSA-Test bei vielen Urologen als Goldstandard bei der Diagnose des häufigsten Tumors und der dritthäufigsten Krebstodesursache bei Männern. Der Streit geht im Kern darum, ob keine Früherkennung einer schlechten vorzuziehen sei.
Eine krankhaft vergrößerte Prostata versuchen die Ärzte durch eine rektale Tastuntersuchung zu erkennen. Doch die Methode ist zuverlässig wie eine Tombola – bestenfalls eine von 20 Krebserkrankungen wird dabei entdeckt. Und von den auf diese Weise diagnostizierten Fällen sind bis zu 50 Prozent so fortgeschritten, dass eine Heilung ohnehin nicht mehr möglich ist.
Wird die Untersuchung durch einen PSA-Test ergänzt (den gesetzlich Versicherte in der Regel selbst bezahlen müssen), wird die Gemengelage noch unübersichtlicher. Nur ein Drittel der Untersuchten mit einem erhöhten PSA-Spiegel hat tatsächlich Krebs, doch sicherheitshalber müssen alle Fälle durch schmerzhafte Gewebeentnahmen abgeklärt werden. Auch wenn dieser Test den Verdacht bestätigt, ist immer noch nichts sicher: Nur selten ist der Krebs bedrohlich, die Mehrzahl der Fälle ist harmlos.
Bei fast jedem fünften Mann beginnt irgendwann im Leben dieser Tumor zu wachsen. Bei 85-Jährigen fand man bei 85 Prozent Krebs in der Prostata. Doch nur 3,5 Prozent der Patienten sterben daran. Die meisten Patienten

sind also nicht therapiebedürftig. Innerhalb ihrer verbleibenden Lebenszeit wird ihnen der Krebs nie Probleme bereiten. Doch derzeit ist es kaum möglich, zuverlässig vorherzusagen, ob die Erkrankung nicht doch den seltenen, aggressiven Verlauf nimmt, sodass sie unbedingt, auch um den Preis von Nebenwirkungen, behandelt werden muss.

Ob PSA-Tests, massenhaft eingesetzt, die Sterblichkeit durch Prostatakrebs wirklich senken, ist ohnehin nicht erwiesen. Die Ergebnisse europäischer Großstudien dazu werden von den Urologen sorgenvoll erwartet.

Die einzige Lösung des Dilemmas wären sogenannte Biomarker, die den Krebs und seine Aggressivität zuverlässig anzeigen. Daran wird intensiv gearbeitet. Doch bis die neuen Tests anwendungsreif sind, sollte man die Männer und ihre Prostata wohl besser in Ruhe lassen.

Quelle: DIE ZEIT vom 14. August 2008, Nr. 34

Anhang 3

Wie Sie den Krebs aussitzen

Brust- oder Prostatakrebs: Meist ist es besser, sich nicht darauf testen zu lassen, sagt der Mediziner Dr. rer. Hans-Hermann Dubben

Die größte Studie zum Prostatakrebs hat jetzt ergeben: Früherkennung hilft wenigen und schadet vielen. Beim Brustkrebs verhält es sich ähnlich, sagt Hans-Hermann Dubben. Mit dem Medizinstatistiker von der Universität Hamburg sprach Elke Bodderas.

Welt am Sonntag: *Krebsfrüherkennung lohnt in jedem Fall, sagt die Schulmedizin. Sie behaupten das Gegenteil.*

Dubben: Früherkennung schadet mehr, als sie nützt. Sehen Sie sich die Zahlen an: Von 200.000 Probanden, die man zehn Jahre lang auf Prostatakrebs beobachtet, bleiben 75 Krebskranke, die vor dem Tod bewahrt werden.

Das sind 75 Schicksale. Also besser eine schlechte Früherkennungsuntersuchung als gar keine …

Dubben: Aber man wird niemals nachweisen können, dass man diesen 75 Männern tatsächlich einen Gefallen getan hat. Mit Prostatakrebs können die meisten Männer Jahrzehnte leben, sie könnten damit 120 Jahre alt werden, ohne den Krebs jemals behandelt zu haben. Auf der Kehrseite stehen jene Menschen, die man durch die Früherkennung verletzt oder deren Leben man verkürzt. Ich meine damit jene Männer, die positiv getestet wurden, obwohl sie nicht krebskrank sind. Statistisch kommen auf einen Geretteten 40 Fälle, die völlig sinnlos oder unnötig behandelt wurden, wir sprechen da von Überdiagnose. Auch das ist übrigens ein Ergebnis dieser Früherkennungsstudie, die diese Woche veröffentlicht wurde.

Kann man jemanden mit gutem Gewissen davon abraten, sich auf Krebs untersuchen zu lassen?

Dubben: Ja. Wenn ich mich jetzt auf Prostatakrebs untersuchen lassen würde, fände man bei mir mit mehr als 50 Prozent Wahrscheinlichkeit einen Tumor. Das beunruhigt mich nicht im Geringsten. Höchstwahrscheinlich wird mir dieser Tumor nie Probleme machen, man müsste ihn also nicht behandeln. Die moderne Medizin behandelt ihn aber, weil man ihn von einem gefährlichen Tumor nicht unterscheiden kann – und diese Therapie hat Nebenwirkungen. 30 bis 80 Prozent der Männer sind nach der Operation impotent oder inkontinent.

Dagegen steht das Risiko an Krebs zu sterben.

Dubben: Eine interessante Abwägung: Wie viele Lebensjahre kann ich durch die Früherkennung gewinnen? Wenn wir die 75 geretteten Fälle in der Studie umlegen auf alle Probanden, bedeutet das unterm Strich für jeden drei oder vier Tage.

… aber für den Einzelnen machen das immerhin 10 oder 15 Jahre. Kann eine Statistik zynisch sein?

Dubben: Jemand der an Prostatakrebs stirbt, ist im Durchschnitt über 80 Jahre alt. Jetzt verlängern Sie mal das Leben eines 81-Jährigen, indem sie ihm die Todesursache Prostatakarzinom ersparen. Wie viele Jahre geben Sie ihm?

Fünf

Dubben: Ich lege noch fünf Jahre drauf. Macht zehn Jahre mehr für jeden Geretteten. Bei 75 Geheilten kommen wir auf 750 Lebensjahre, die einem die Früherkennung schenkt. Hochgerechnet auf die Screening-Teilnehmer kommen wir auf 66 Stunden. Das klingt jetzt zynisch, aber überlegen Sie sich doch mal, wie viele Stunden verbringt jeder einzelne Studienteilnehmer damit, zur Früherkennung zu fahren? Er wartet dort, kehrt wieder heim, macht sich Gedanken, wenn er einen positiven Test hat. Er lebt mit der Angst, morgen gehe ich zum Test und der Test könnte positiv sein. Das hat jeder dieser Probanden hinter sich. Diese 66 Stunden sind eindeutig ein Minusgeschäft. Es ist die Zeit, die die Probanden auf der Bank sitzen und darauf warten, dass sie endlich drankommen.

Wenn alles gut geht, haben sie dafür aber die wunderbare Gewissheit, auf der sicheren Seite zu sein …

Dubben: Das ist perfide, denn auf der sicheren Seite sind sie ja auch ohne Test. Nur 3 Prozent der Männer sterben an Prostatakrebs. Der Großteil wird trotzdem behandelt.

Sie sagen die Früherkennung mache für viele Krebsarten keinen Sinn. Was sagen Sie zu Brustkrebs?

Dubben: Da verhält es sich ähnlich wie beim Prostatakrebs. Auch hier besteht die Möglichkeit, dass der Schaden den Nutzen überwiegt.

Was heißt das?

Dubben: Genauso wie beim Prostatakrebs gibt es oft Überdiagnosen. Zum Beispiel bei jenen Tumoren, die innerhalb von 50 Jahren von Erbsgröße auf doppelte Erbsgröße anwachsen. Die machen nie ein Problem. Trotzdem werden diese Frauen aggressiv behandelt. Das führt dazu, dass auf eine gerettete Frau statistisch zehn weitere kommen, die überbehandelt werden.

Immerhin ist das Prostatakarzinom der häufigste Krebs beim Mann …

Dubben: … ja, dort ist es sogar die zweithäufigste krebsbedingte Todesursache. Das klingt zwar bedrohlich. Aber auch bei mir wird sich mit 50-prozentiger Wahrscheinlichkeit Prostatakrebs finden. Mit drei Prozent Wahrscheinlichkeit werde ich daran sterben, wenn ich älter bin als 80. Es ist wesentlich wahrscheinlicher, dass ich vorher am Herzinfarkt sterbe. Die Diagnose Krebs ist kein Todesurteil, sie wird aber immer so verkauft und wird von den meisten Patienten auch so angenommen. Aber sehen

Sie sich die Zahlen doch mal genauer an: 30 Prozent der krebskranken Männer sterben, etwa 4 Prozent an Lungenkrebs und drei Prozent am Prostatakrebs. Schon haben Sie die zweithäufigste krebsbedingte Todesursache. Bleiben aber noch 23 Prozent für alle anderen Krebse.

Wann macht denn eine Früherkennung Sinn? Bei Hautkrebs sind die Nebenwirkungen ja überschaubar. Ein Schnitt, mehr nicht …

Dubben: Beim Hautkrebs wäre ich rigoros. Wenn Sie etwas Schwarzes vor sich hinwachsen sehen, würde ich es sofort herausschneiden lassen. Selbst, wenn es sich dabei mit großer Wahrscheinlichkeit um nichts Bösartiges handelt. Und wenn man tatsächlich operieren muss, ist das lokal begrenzt. Auf der Haut bleibt eine kleine Narbe, aber die interessiert doch keinen.

Mit Ihren Studien machen Sie sich nicht viele Freunde. Haben sich schon Ärzte beschwert?

Dubben: Bisher habe ich nur eine einzige Beschwerde erhalten, aber sehr viele anerkennende Bekundungen. Ich kenne die Argumente der Gegenseite. Natürlich auch, weil die meinen Artikel dazu in der Fachzeitschrift „Lancet“ kritisch geprüft und gegengelesen haben. Da waren Vertreter der aktuellen Früherkennungsstudien dabei. Krebs ist natürlich ein brandheißes Thema, da steigt man als Kritiker mit der ersten Liga in den Ring. Das ist auch gut und richtig so, solange die Wissenschaftlichkeit mit von der Partie sein darf.

Warum kursieren beim Krebs so viele Studien, deren Schlussfolgerungen nicht haltbar sind?

Dubben: Viele Mediziner können einfach nicht mit Zahlen umgehen. Mediziner lernen in ihrer Ausbildung zu wenig über Forschungsmethodik. Die wenigsten sind in der Lage, die Ergebnisse einer Studie kritisch zu hinterfragen. Ich hoffe mit meinen Büchern und Seminaren etwas daran zu ändern.

Aus einer seriös angelegten Studie geht hervor, dass Vegetarier seltener Krebs bekommen. Was halten Sie davon?

Dubben: Ich kenne diese Studie nicht. Vielleicht stimmt das Ergebnis, vielleicht ist es Zufall, vielleicht gibt es da eine Verzerrung. So eine Studie lässt sich allerdings kaum wasserdicht durchführen. Bei Krebs spielt der gesellschaftliche Hintergrund eine wichtige Rolle. Welchen Beruf der Mensch hat, was er verdient – all das ist wichtig bei der Krebssterblichkeit. Ein Vegetarier lebt ohnehin meist gesünder als der Durchschnittsmensch. Vielleicht verdient er mehr, ist sehr gebildet, raucht nicht, isst keine Pommes frites, trinkt weniger Alkohol.

Das heißt, wir werden es nie herausfinden, ob fleischlose Kost Krebs verhindert?

Dubben: Wenn man das genau wissen will, dann muss man eine randomisierte Studie machen. In solchen Studien werden die Teilnehmer per Los in vegetarische und nicht-vegetarische Gruppen sortiert. So erreicht man, dass wirklich nur die Ernährung über das Ergebnis entscheidet.

Das hat zur Folge, dass einige Leute, die von Herzen Vegetarier sind, sich in der Fleischgruppe wiederfinden und dort zwanzig Jahre lang Steak und Salami essen müssen. Und wiederum überzeugte Fleischesser in der Obst- und Gemüsegruppe. Die werden ganz schön unglücklich sein. Das macht doch keiner mit.

Quelle: Welt am Sonntag vom 22. März 2009, Nr. 12.

Anhang 4

Nützliche Adressen:

Deutsche Kontinenz Gesellschaft e.V.
Friedrich Ebertstraße 124 – 34119 Kassel, Tel: 0561-780604, info@kontinenz-gesellschaft.de, www.kontinenz-gesellschaft.de

Zentralverband Krankengymnasten(ZVK)
Deutzer Freiheit, 50679 Köln , Tel: 0221-9810270

Arbeitsgemeinschaft Gynäkologie, Geburtshilfe, Urologie und Proktologie (AG GGUP*)
an info@physio-akademie.de
Die *AG GGUP (www.ag-ggup.de) ist eine Arbeitsgruppe des ZVK, des Berufsverbandes der Physiotherapeuten und Krankengymnasten in Deutschland.
Dort können Sie auch weitere Fachfortbildungsthemen zum Spezialgebiet Beckenboden im Fortbildungskalender einsehen.

Zum Thema Beckenbodentraining: **AG Gynäkologie, Geburtshilfe, Urologie, Proktologie im ZVK e. V.** Henscher, Leiterin AG GGUP, Fundstr. 11, 30161 Han-

nover, E-Mail: u-henscher@t-online.de, Internet: www.ag-ggup.de
Tanzberger-Konzept Renate Tanzberger, Tel.: 089-47 9929, E-Mail: RenateTanzberger@aol.com, www.tanzberger-konzept.de

AOK-Bundesverband: www.psa-entscheidungshilfe.de

Deutsche Gesellschaft für Urologie e.V. – Berufsverband der Urologen Stremelkamp 17 – 21149 Hamburg Broschüre: Urologen brechen Tabus – Ich helfe mit (Tabuthema Inkontinenz)

Deutsches Krebsforschungszentrum Krebsinformationsdienst (dkfz) rufen Sie an unter: 0800-420 30 40

Bitte haben Sie Verständnis, dass ich keine Kliniken, Krankenhäuser oder Ärzte direkt empfehle. Dies verstößt gegen das Prinzip der Neutralität. Sie können aber interessante Information in meiner Homepage erfahren.